Schirner Verlag

Der Autor

Brahmadev Marcel Anders-Hoepgen, Jahrgang 1973, ist Sampoorna-Yogameister mit über zehn Jahren Unterrichtserfahrung, praktiziert den integralen Yoga nach Swami Sivananda und absolvierte eine Yogalehrerausbildung beim BYV (Bund der Yoga-Vidya-Lehrer) sowie in Sampoorna-Yoga. Er hat das große Glück, durch den direkten Kontakt zu seinem Guru Shri Yogi Hari in die unendlichen Tiefen des Yoga einzutauchen (Guru ist das Sanskritwort für einen Lehrer, einen spirituellen Meister geistiger Disziplinen auf dem Weg zur Selbsterkenntnis; die Eltern werden als die ersten Gurus angesehen). Seine Liebe zum Yoga und seine intensive Praxis haben schon viele Menschen zur Nachahmung inspiriert. (Weitere Informationen zum Autor siehe S. 95)

Das Buch

Kurz, prägnant und anschaulich dargestellt finden Sie in diesem Buch Yogaübungen in drei Stufen für Anfänger bis Fortgeschrittene. Es enthält drei Übungseinheiten, für die man jeweils etwa dreißig Minuten Zeit benötigt. Die einzelnen Übungen sind bildlich dargestellt, und ein kurzer Text erklärt die jeweilige Stellung und die Wirkung der Übung auf Körper und Geist. Einige leicht umzusetzende Anweisungen zur Ernährung und zur Kraft der Gedanken runden das Übungsprogramm ab.

Ob Sie gerade erst beginnen oder als bereits Praktizierender ein handfestes Nachschlagewerk brauchen: mit Hilfe dieses Buches können Sie ohne große philosophische Ausflüge gleich mit der Ausübung des Yoga beginnen!

Brahmadev Marcel Anders-Hoepgen

Die Hatha-Yoga-Schule

Übungen
für Anfänger und Fortgeschrittene
aus dem Sampoorna-Yoga

Stufe 1–3

Schirner Verlag

ISBN 3-89767-232-4
Neue ISBN ab 2007: 978-3-89767-232-4

Erste Auflage

Umschlag und Fotos: Murat Karaçay
Redaktion und Satz: Kirsten Glück, Eleni Efthimiou
Herstellung: Reyhani Druck + Verlag, Darmstadt

www.schirner.com

Inhaltsverzeichnis

Widmung

Mit unendlichem Dank für seine unerschöpfliche Inspiration und sein liebevolles Lehren, meinem Guru* Shri Yogi Hari gewidmet

* Guru ist das Sanskritwort für einen Lehrer, einen spirituellen Meister geistiger Disziplinen auf dem Weg zur Selbsterkenntnis; die Eltern werden als die ersten Gurus angesehen.

Vorwort

von Shri Yogi Hari

Diese Hatha-Yoga-Schule von Brahmadev Marcel Anders-Hoepgen ist eine wundervolle schrittweise Einführung in die Wissenschaft des Sampoorna-Hatha-Yoga. Sie ist eine unschätzbare Quelle und Hilfe für Yogaanfänger und fortgeschrittene Yogaschüler, welche die Tiefen des Hatha-Yoga erforschen und nutzen wollen, um eine gute Gesundheit aufzubauen und zu erhalten. Hierzu sind drei Dinge notwendig: richtige Ernährung, angemessene Entspannung und rechtes Üben. Sie werden feststellen, daß Yogaübungen sehr hilfreich sind und daß der Weg des Sampoorna-Yoga, den ich in mehr als vierzig Jahren Praxis und Lehren entwickelt habe, ein äußerst wirkungsvolles Mittel ist, um dieses Ziel zu erreichen.
Möge dieses Buch eine Inspiration und ein Segen für all diejenigen sein, die dieses Wissen suchen und dem Pfad des Yoga folgen.

Stufe 1

Jeder Mensch kann alles erreichen. Man muß nur die nötige Anstrengung leisten.

Yogaweisheit

Vorwort zu Stufe 1

Ich habe schon oft von meinen Schülern gehört, daß sie gern zu Hause üben würden, aber nicht so recht wüßten, wie.
Das erinnerte mich daran, wie es mir erging, als ich mit Hatha-Yoga anfing. Ich kaufte mir Bücher und probierte, das nachzumachen, was ich auf den Fotos sah. Das war oft ziemlich frustrierend! Zum einen boten diese Bücher keine vernünftige Anleitung zum Üben, zum andern zeigten die Fotos Körper in wundervollen Posen, die zwar hübsch anzusehen waren, mich aber eher abschreckten, da ich dachte, daß sie für »Normalsterbliche« niemals zu erreichen seien.
Als ich dann meinen Guru Shri Yogi Hari traf und er mich in die Geheimnisse des Sampoorna- Hatha-Yoga einführte, wurde ich eines Besseren belehrt (Guru ist das Sanskritwort für einen Lehrer, einen spirituellen Meister geistiger Disziplinen auf dem Weg zur Selbsterkenntnis; die Eltern werden als die ersten Gurus angesehen). Mein Körper durchlief eine erstaunliche Veränderung, und so war ich in kürzester Zeit in der Lage, all die Stellungen einzunehmen, die ich zuvor in den Büchern gesehen hatte.
Das bestätigte mir, was die Yogameister immer wieder sagen: »Jeder Mensch kann alles erreichen.« Man muß nur die nötige Anstrengung unternehmenund – was noch viel wichtiger ist – man muß die richtige Anleitung haben.
Mit dem vorliegenden Buch möchte ich Menschen aller Lebensstufen motivieren, mit Sampoorna Yoga anzufangen. Sampoorna-Yoga ist das Yoga der Fülle, der Vollständigkeit. Es richtet sich nicht nur an den physischen Körper, sondern dient dazu, die gesamte Persönlichkeit harmonisch zu entwickeln.
Es ist ein wundervolles System, das Shri Yogi Hari in seinen nahezu 40 Jahren Yoga- und Lehrpraxis entwickelt hat und das wirklich von jedem praktiziert werden kann.
Im weiteren habe ich als Ansprache die »Du«-Form gewählt, da ich finde, daß man sich so besser auf die Übung einlassen und sich leichter entspannen kann.

Ich habe in jeder Einheit die Übungen so zusammengestellt, daß am Ende der Übungseinheit der ganze Körper trainiert und entspannt ist. Um sicherzugehen, daß du die Übungen richtig ausführst, werde ich dich im Buch Schritt für Schritt durch die Übungen führen.

Dieses Buch soll dich bei deiner eigenen Übungspraxis unterstützen. Natürlich kann ein Buch niemals einen guten Lehrer ersetzen, aber oft ist es nicht so einfach, einen guten Lehrer zu finden und dessen Unterricht dann noch in den eigenen Terminplan einzubauen.
Swami Sivanandas Motto »ein Gramm Praxis ist besser als Tonnen von Theorie« folgend, habe ich die Übungseinheiten bewußt kurz gehalten (eine normale Yogastunde dauert ca. 90 Minuten), in der Hoffnung, dich dazu zu motivieren, oft zu üben!

Was ist Sampoorna-Hatha-Yoga?

Yoga ist ein sehr altes, über die Jahrtausende in Indien entwickeltes Übungssystem, das zur Harmonisierung des gesamten Lebens führt. Hatha-Yoga ist der körperlich orientierte Teil des Yoga. Sampoorna-Hatha-Yoga ist ein dynamischer, fließender Yogastil, welcher der Sivananda-Tradition (s. S. 35) entstammt.
Im Sampoorna-Hatha-Yoga werden vor allem fünf Aspekte geübt:

- richtige Atmung (Pranayama),
- richtige Stellung (Asana),
- richtige Entspannung,
- richtige Ernährung und
- positives Denken.

Durch diese Kombination führt Sampoorna-Hatha-Yoga zu großem körperlichem und geistigem Wohlbefinden und zu Harmonie. Regelmäßiges Üben löst Verspannungen und stärkt das Immunsystem, außerdem baut es Streß ab und macht unempfindlicher gegen diesen, so daß man den schwierigen Situationen des Alltags gegenüber gelassener wird.

Zum Üben

Regelmäßigkeit ist das Wichtigste beim Üben. Nur durch regelmäßiges Üben können sich die Vorzüge des Yoga wirklich entfalten. Du solltest also mindestens zweimal die Woche Yoga machen; ideal wäre natürlich täglich. Am besten wählst du feste Zeiten zum Üben und machst das Yoga zu einem festen Bestandteil deines Tagesablaufs (z.B. montags 17.30 Uhr und donnerstags 8 Uhr). Achte jedoch darauf, daß du ein bis zwei Stunden vor dem Üben keine großen Mahlzeiten zu dir nimmst, da der Körper für die Verdauung viel Blut benötigt und somit den Muskeln dann weniger Blut zur Verfügung steht. Außerdem kann es sich auch sehr unangenehm anfühlen, mit vollem Bauch zu üben, da ein voller Bauch in den Yogastellungen viel Druck auf die inneren Organe ausübt. Du solltest auch einen festen Ort haben, an dem du übst. Dadurch wird es dir leichter fallen, dich zu entspannen und schneller in die »Yogastimmung« zu kommen.
Zum Üben solltest du Kleidung tragen, die dich nicht behindert und die nirgendwo kneift oder dich beengt.

Achte darauf, daß du während des Übens nicht gestört wirst, damit du dich wirklich entspannen kannst. Widme diese Zeit nur dir!

Da der Körper nicht immer gleich »fit« ist, ist es sehr wichtig, daß du beim Üben darauf achtest, daß du nur so lange in der Stellung bleibst, wie es sich gut anfühlt. Du solltest auch nur so weit in die Stellung hineingehen, wie du den Atem kontrollieren kannst. Folge deinem eigenen Atemrhythmus, wenn dir der vorgegebene nicht angenehm ist. Wenn du die Stellung noch nicht so ausführen kannst, wie sie auf den Fotos zu sehen ist – sei geduldig. Durch regelmäßiges Üben wird sich das von selbst einstellen, und du wirst sehr schnell vorwärtskommen.
Wichtig ist, daß du dich nach dem Üben gut fühlst.

Es empfiehlt sich, vor dem ersten Üben die jeweilige Einheit erst einmal in Ruhe durchzulesen (oder anzuhören; Download unter: www.sampoornayoga.de). Dadurch wird es dir leichter fallen, dich auf die Übungen einzustellen, und du wirst verstehen, wie oft und wie lange du eine Übung machen sollst.

Ich möchte dich an dieser Stelle auch bitten, erst zur nächsten Übungseinheit zu gehen, wenn du dich bei dieser nicht mehr »gefordert« fühlst und mit allen Übungen vertraut bist, da die Einheiten auf einander aufbauen. Dadurch verhinderst du Unwohlsein und Überforderung.

Nun wünsche ich dir viel Vergnügen beim Üben.
Om Shanti

B.M. Anders-Hoepgen

B.M. Anders-Hoepgen

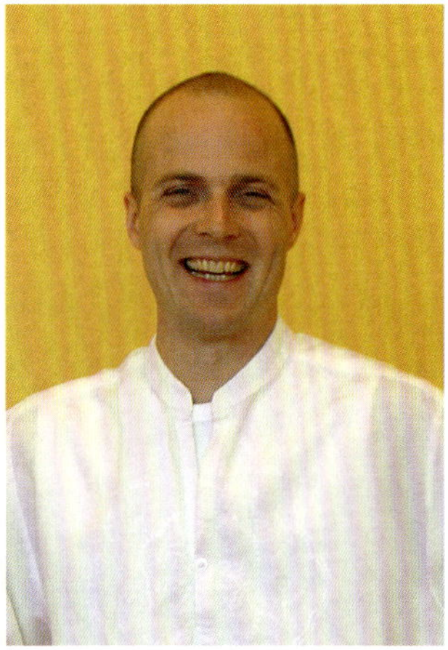

Die Entspannungslage (Savasana)

AUSFÜHRUNG

Lege dich auf den Rücken, die Füße etwas mehr als hüftbreit auseinander, locker nach außen fallend. Die Arme liegen ca. 30 cm vom Körper entfernt, die Handflächen zeigen nach oben. Der Körper liegt symmetrisch, regungslos, **Abb. 1.**

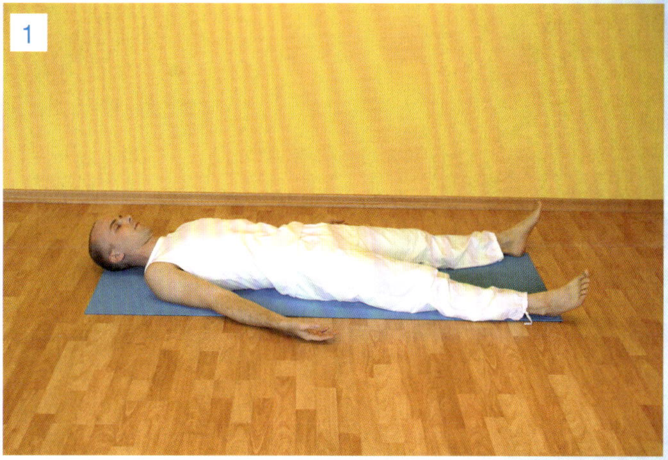
1

WIRKUNG

In der Entspannungslage hat der Körper die größtmögliche Auflagefläche, alle Gelenke sind entspannt.
So kann sauerstoffreiches Blut in das ganze Gewebe fließen und die Zellen regenerieren.

Um die Muskulatur richtig zu entspannen, spannst du jeden Teil des Körpers einzeln an, hebst ihn ein paar Zentimeter an und läßt ihn dann bewußt fallen. Das Fallenlassen aus dieser geringen Höhe bringt durch die Erschütterung eine zusätzliche Entspannung!

Hebe das rechte Bein ein paar Zentimeter hoch und spanne es an. Fallen lassen. Dann folgt das gleiche mit dem linken Bein, **Abb. 2, 3.**

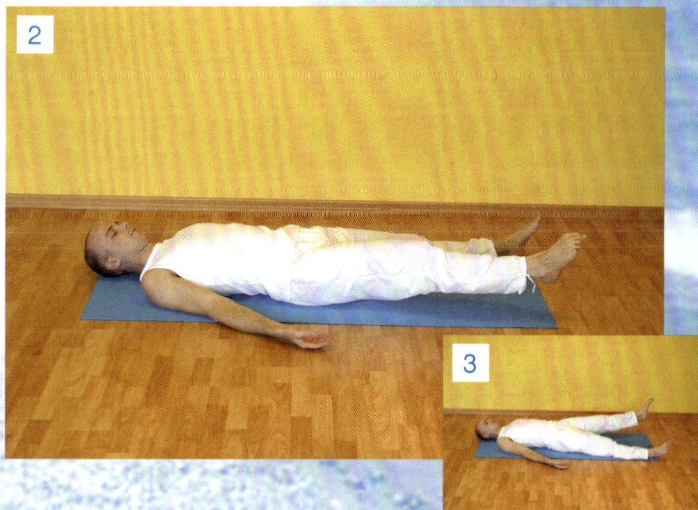
2
3

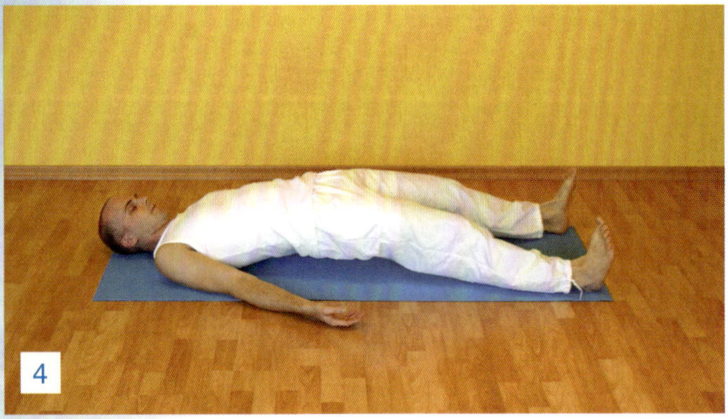

Spanne das Gesäß an, drücke die Hüfte vom Boden hoch. Fallen lassen, **Abb. 4.**

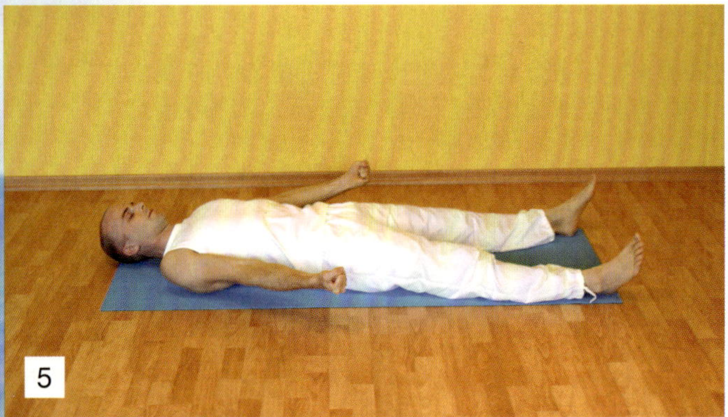

Hebe beide Arme an, mache Fäuste, spanne sie an, **Abb. 5.**

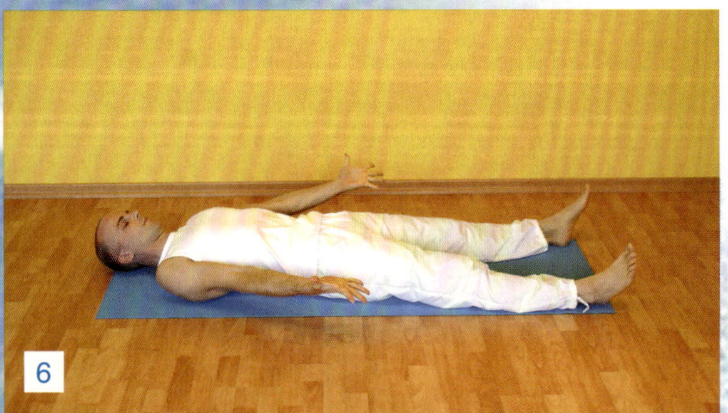

Spreize die Finger auseinander. Fallen lassen, **Abb. 6.**

Ziehe die Schultern zu den Ohren hoch. Entspannen, **Abb. 7.**

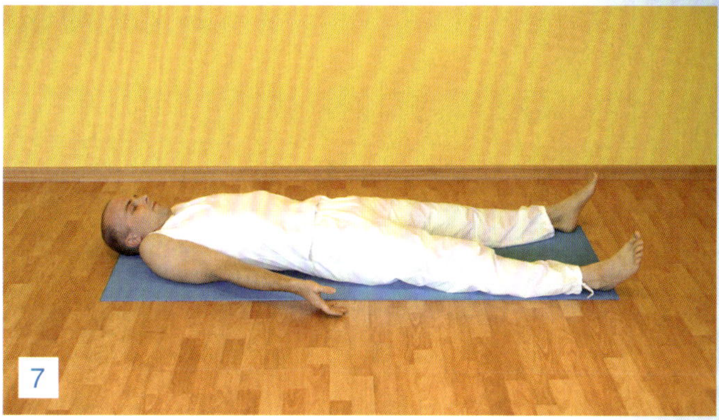

Schiebe Hände und Schultern so weit wie möglich zu den Füßen. Entspannen, **Abb. 8.**

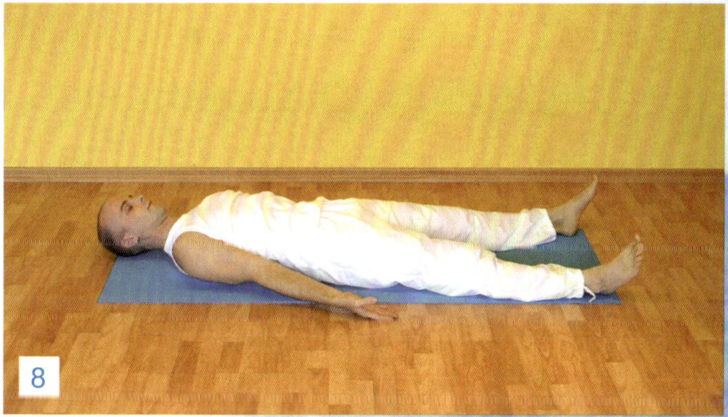

Rolle den Kopf erst nach rechts, **Abb. 9**, dann nach links, **Abb. 10**, und zurück zur Mitte. Entspannen.

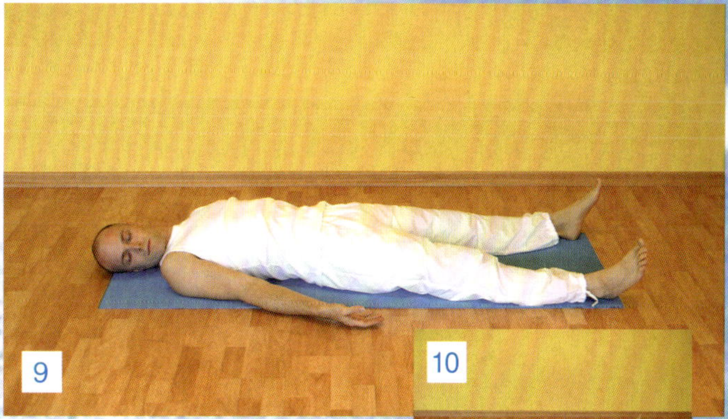

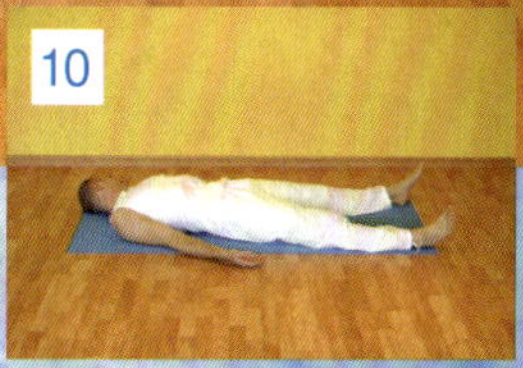

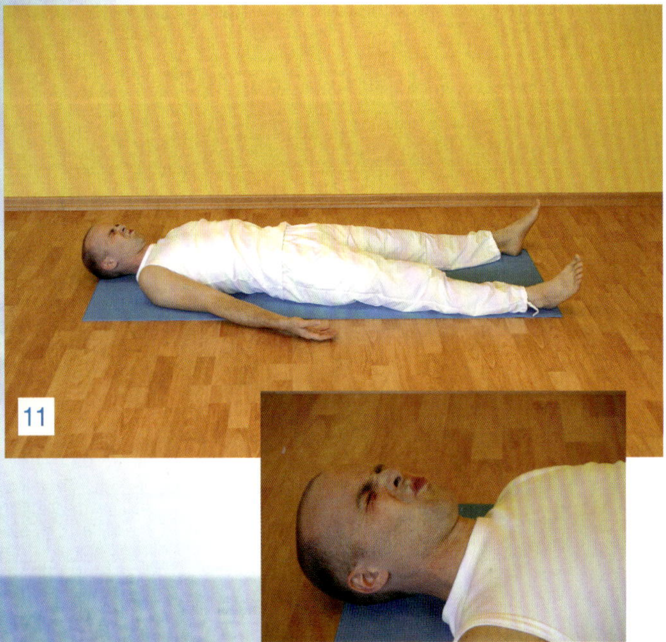

Ziehe die Gesichtsmuskulatur zur Nase, spanne sie an. Entspannen, **Abb. 11.**

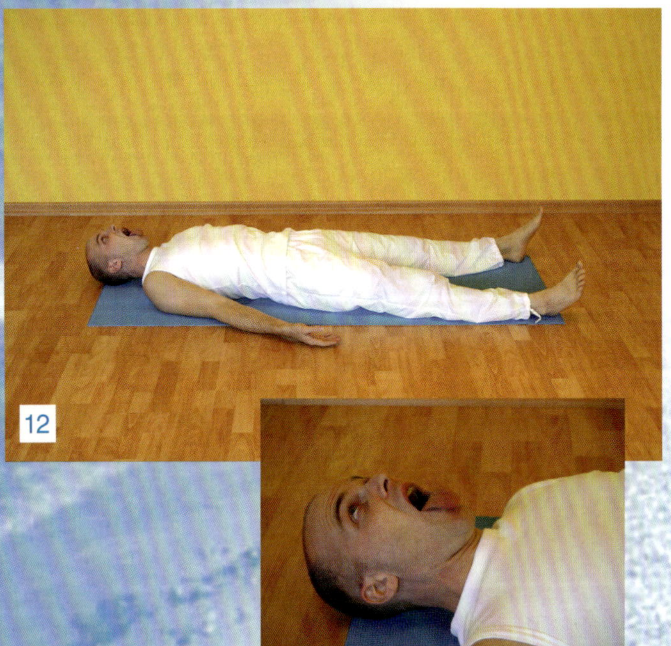

Öffne den Mund, strecke die Zunge weit heraus, und schaue so weit wie möglich nach hinten. Entspannen, **Abb. 12.**

Die Bauchatmung

Die Bauchatmung ist ein sehr wichtiger Bestandteil des Yoga.
Du solltest diese Art der Atmung immer wieder üben (auch während des Alltags), bis sie schließlich ganz automatisch wird.

AUSFÜHRUNG:

Im Liegen wölbt sich der Bauch mit der Einatmung nach oben. Du kannst zur Kontrolle eine Hand auf den Bauchnabel legen und beobachten, wie sich die Hand mit der Einatmung hebt, **Abb. 1.**

Bei der Ausatmung sinkt die Hand nach unten, der Bauch geht in Richtung Wirbelsäule, **Abb. 2.**

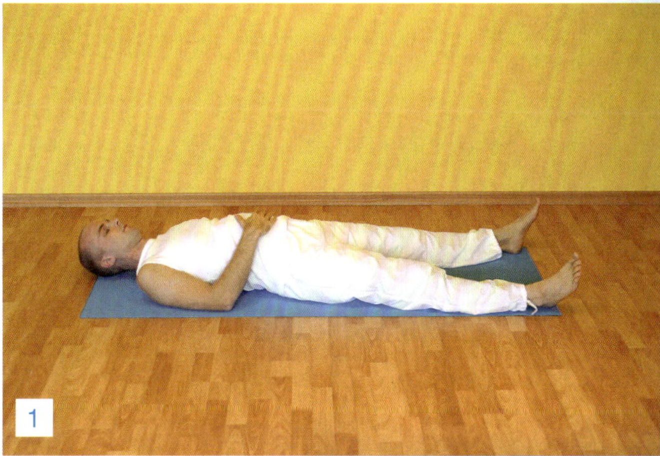
1

Stelle einen Atemrhythmus her, so daß du jeweils 4 Sekunden ein- und ausatmest.

Versuche diese Atmung während des ganzen Übens aufrechtzuerhalten, es sei denn, ich gebe dir einen anderen Atemrhythmus vor.

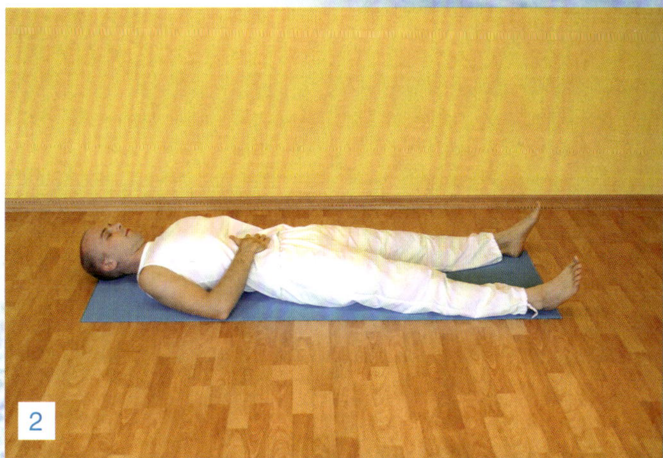
2

WIRKUNG:

Die Bauchatmung versorgt den Körper mit mehr Sauerstoff. Dadurch bleiben die Muskeln länger geschmeidig, entspannt und ausdauernder.

Die Sitzhaltung

AUSFÜHRUNG:

Setze dich auf ein Kissen und kreuze die Beine. Die Wirbelsäule ist ganz aufrecht, der Kopf entspannt. Die Hände liegen auf den Knien, Daumen und Zeigefinger berühren sich.
Jede andere Sitzhaltung, in der du die Wirbelsäule aufrecht halten kannst, ist auch in Ordnung (siehe unten). Selbst auf einem Stuhl sitzend, kannst du die Übung durchführen.

WIRKUNG:

Wenn die Wirbelsäule gerade ist, kann der Atem ungehindert fließen. Das fördert die Konzentrationsfähigkeit und bringt die Gedanken zur Ruhe.

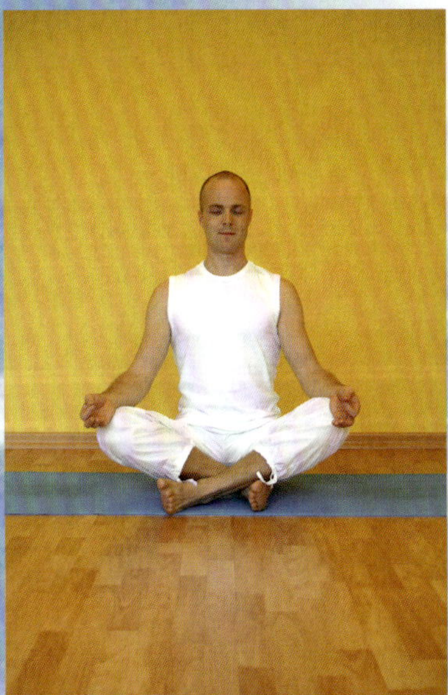

Schneidersitz

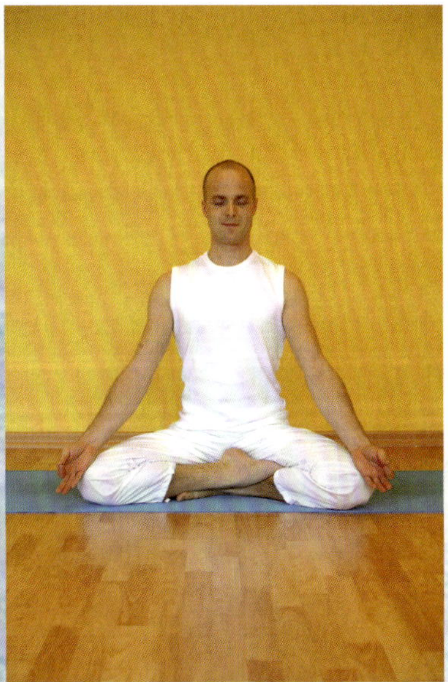

Stellung der Meister

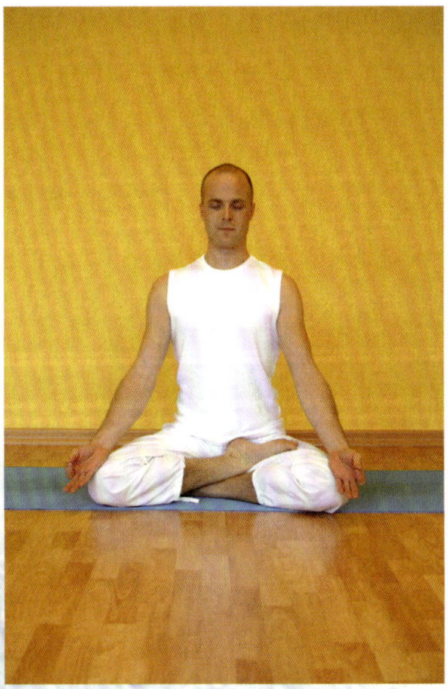

Halber Lotussitz

Die Wechselatmung (Anuloma Viloma)

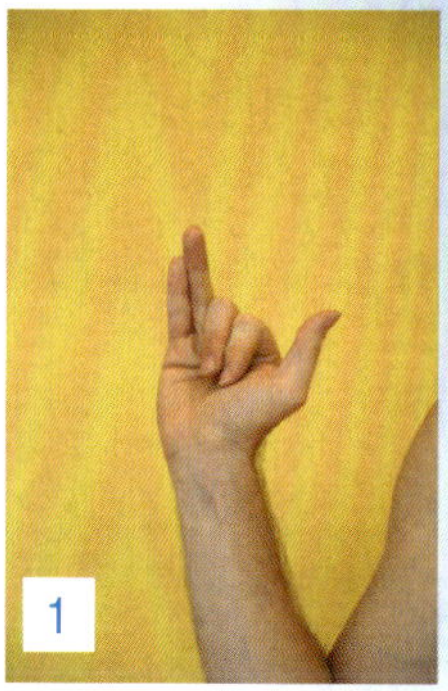

AUSFÜHRUNG:

Lege Zeige- und Mittelfinger der rechten Hand ins Handinnere (Vishnu-Mudra), **ABB. 1** .

Dann lege den rechten Daumen an den rechten Nasenflügel. Verschließe den rechten Nasenflügel, und atme vier Sekunden lang über die linke Seite ein, **ABB. 2.**

Verschließe nun auch den linken Nasenflügel (mit dem Ringfinger), halte den Atem 8 Sekunden lang an, **ABB. 3.**

Löse den Daumen, und atme 8 Sekunden lang über die rechte Seite aus, **ABB. 4.**

Dann wiederhole das Ganze mit der anderen Seite. Rechts ein, halten, links aus. Beides zusammen stellt eine Runde dar. (4 bis 6 Runden)

WIRKUNG:

Die Wechselatmung harmonisiert die rechte und linke Gehirnhälfte, verbessert die Koordination und erhöht das Atemvolumen.

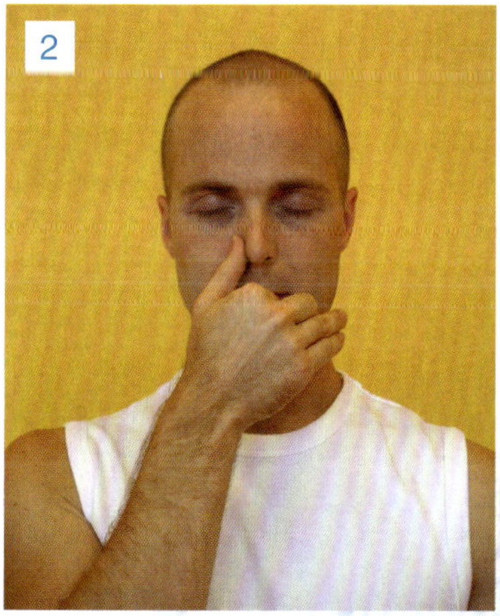

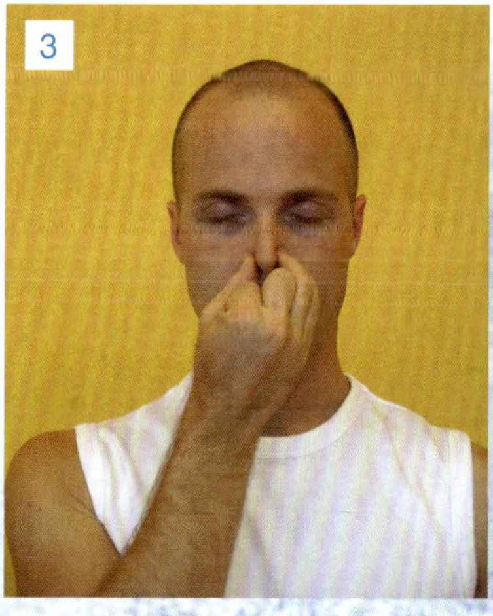

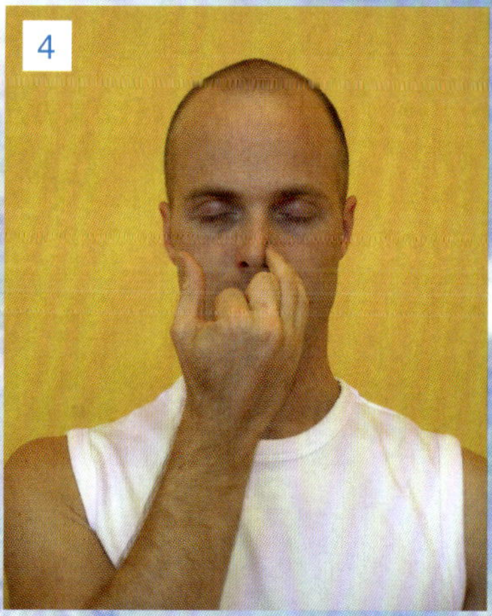

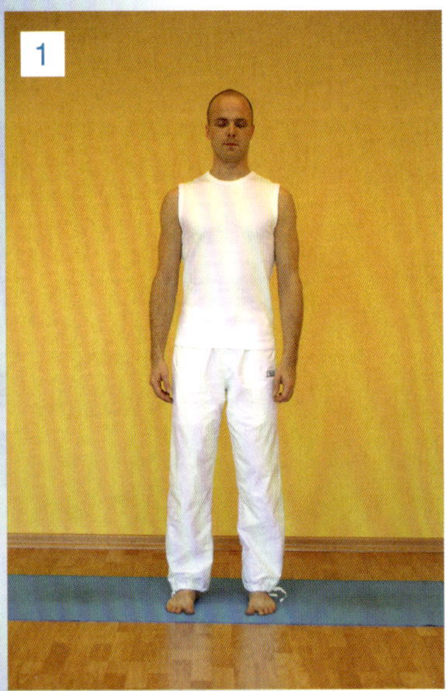

Der Stand

AUSFÜHRUNG:
Stelle die Füße hüftbreit auseinander, die Knie leicht gebeugt. Der Rücken ist aufrecht, Arme und Schultern sind entspannt, **Abb. 1.**

WIRKUNG:
In dieser Stellung ist der Körper perfekt ausgerichtet, symmetrisch. Ein Gefühl der Schwerelosigkeit und – zur selben Zeit – Stabilität breiten sich aus.

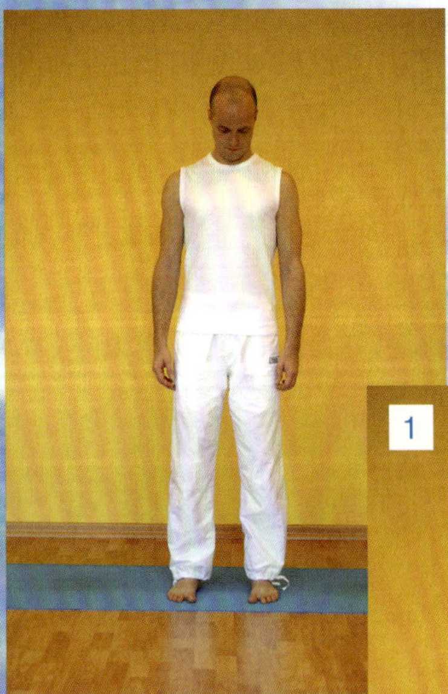

Schulter- und Nackenübungen

AUSFÜHRUNG:
Neige den Kopf nach vorn, das Kinn zeigt zum Brustbein, der Rücken bleibt aufrecht, **Abb. 1.** Dann bringe den Kopf zurück zur Mitte.

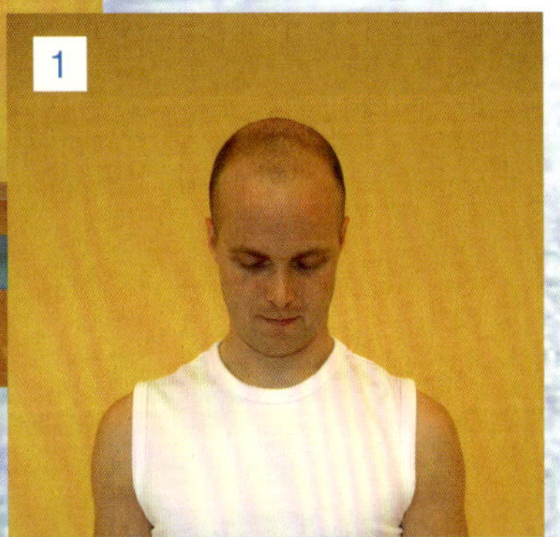

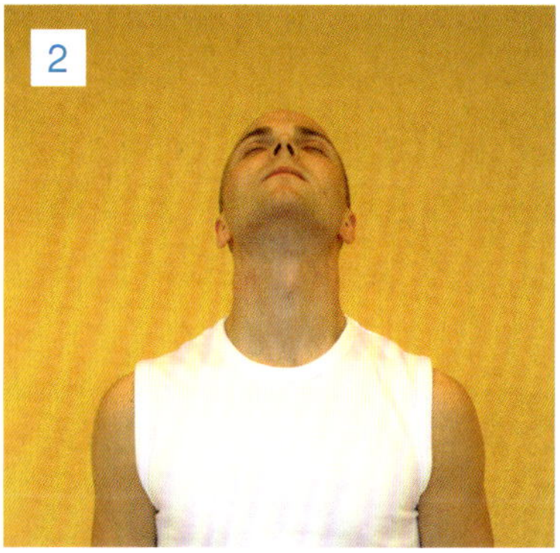
2

Neige den Kopf nach hinten, der Rücken bleibt aufrecht. **Abb 2.** Dann bringe den Kopf wieder zurück zur Mitte. (4- bis 6mal)

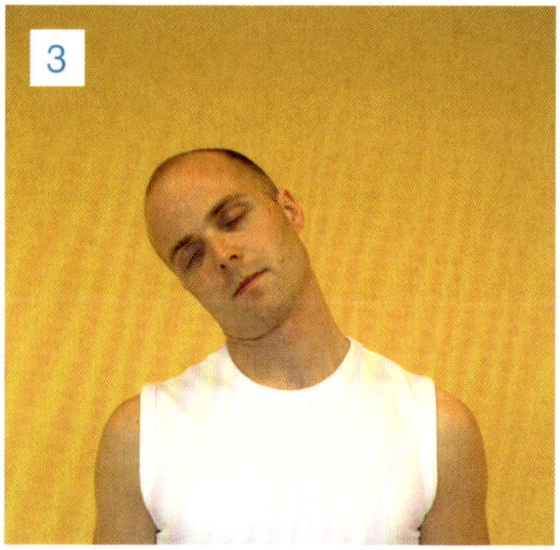
3

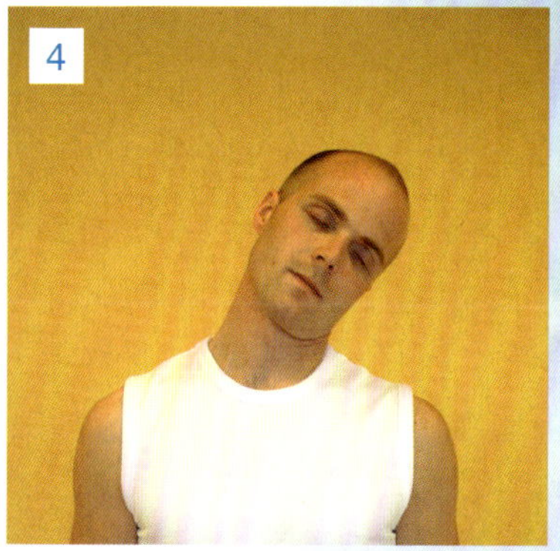
4

Neige den Kopf nach rechts, **Abb. 3.** Zurück zur Mitte. Und dann nach links, **Abb. 4.** Zurück zur Mitte. (4- bis 6mal)

Neige den Kopf nach rechts, drücke die linke Hand parallel zum Boden und halte die Stellung ca. 20 Sekunden lang, **Abb. 5.**

Entspanne die Schulter und bringe den Kopf zurück zur Mitte.

Bringe nun den Kopf zur linken Seite und drücke die rechte Hand parallel zum Boden, **Abb. 6.**

Löse die Stellung auf.

WIRKUNG:

Die Schulter- und Nackenmuskulatur wird aufgewärmt und gedehnt.

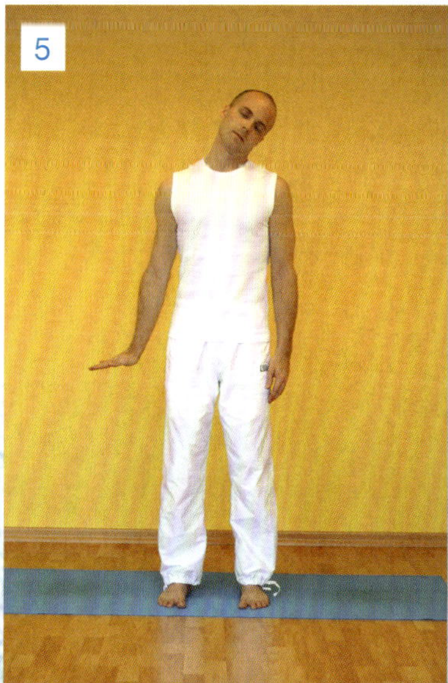
5

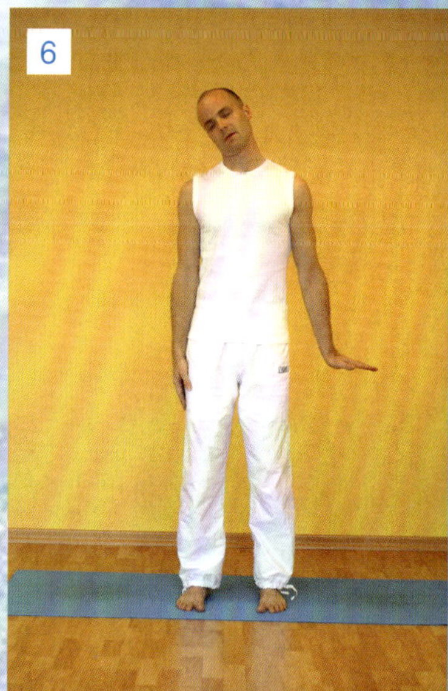
6

Augenübungen

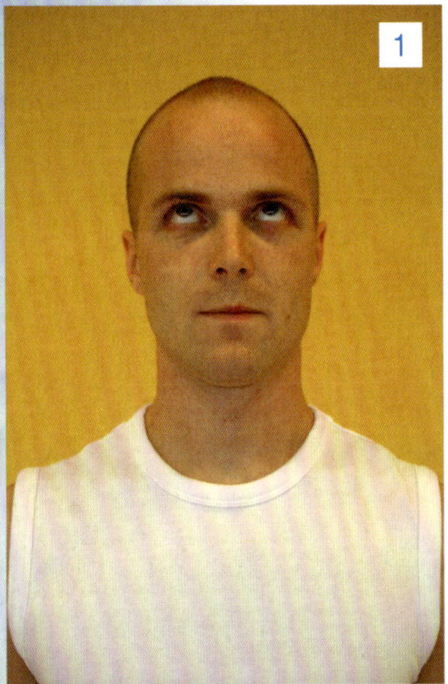

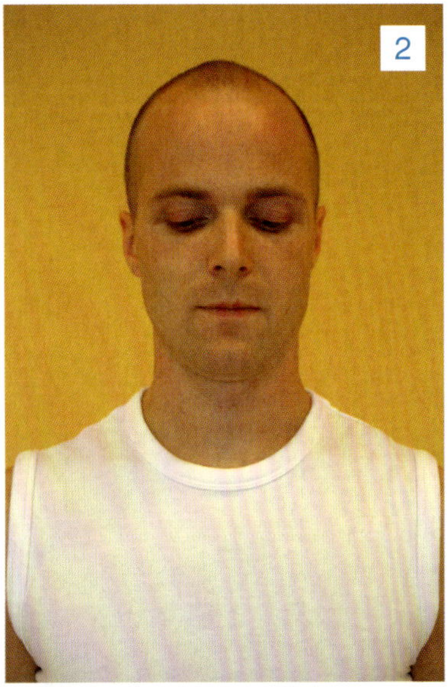

AUSFÜHRUNG:

Öffne die Augen, und schaue so weit wie möglich nach oben, ohne daß sich der Kopf bewegt, **Abb. 1.**

Dann schaue so weit wie möglich nach unten, **Abb. 2.** (6mal)

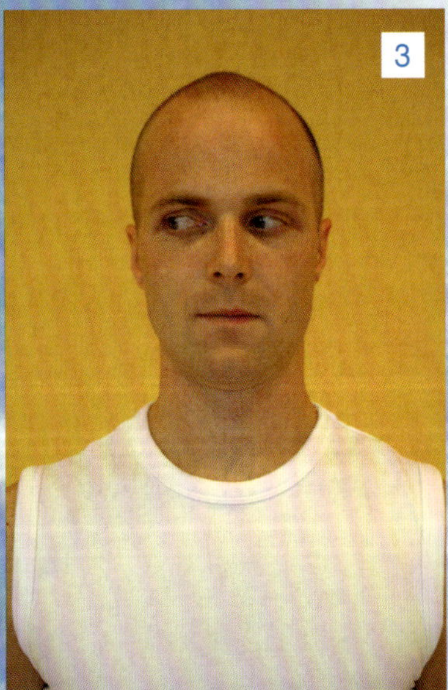

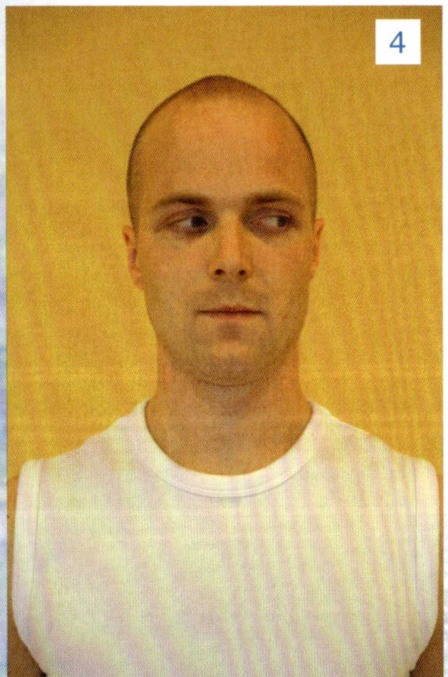

Schaue so weit wie möglich nach rechts, **Abb. 3.**

Dann schaue so weit wie möglich nach links, **Abb. 4**. (6mal)

Danach folgt eine kreisende Bewegung der Augen – erst mit dem Uhrzeigersinn, dann gegen den Uhrzeigersinn. (jeweils 4- bis 6mal)

Schließe die Augen, und reibe die Handflächen fest aneinander, so daß Hitze zwischen den Händen entsteht und Energie angesammelt wird, **Abb. 5.**

Lege die erwärmten Handteller auf die geschlossenen Augen, **Abb. 6.** Entspannen.

WIRKUNG:
Nachdem die Augenmuskulatur bewegt und gekräftigt wurde, werden die Augen durch die Dunkelheit und die Wärme der Hände tief entspannt. Heilende Energie wird aus den Händen in die Augen geleitet.

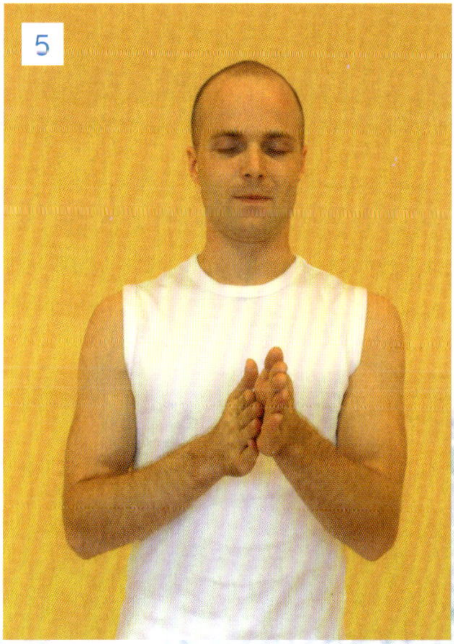

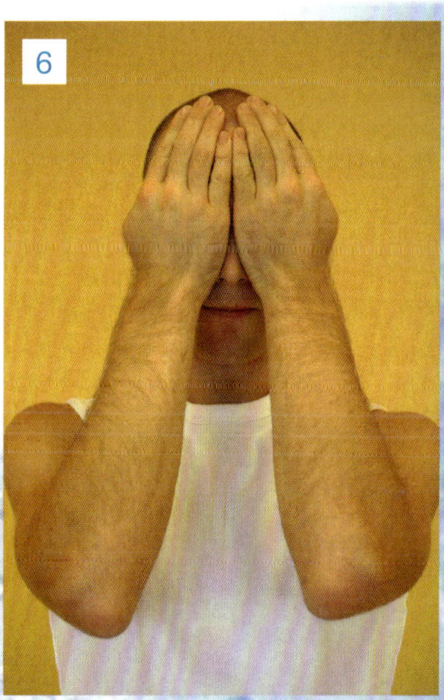

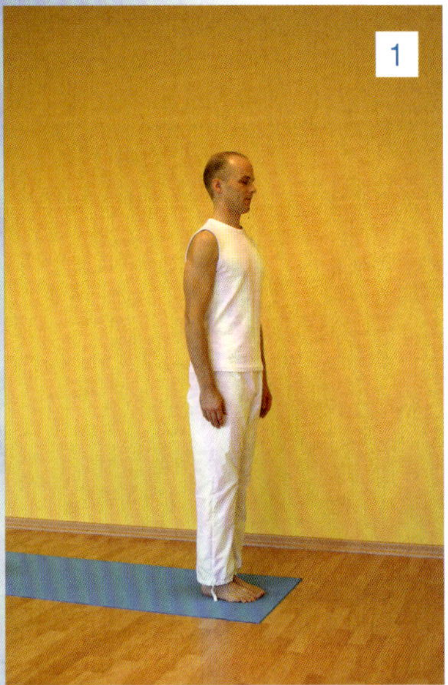

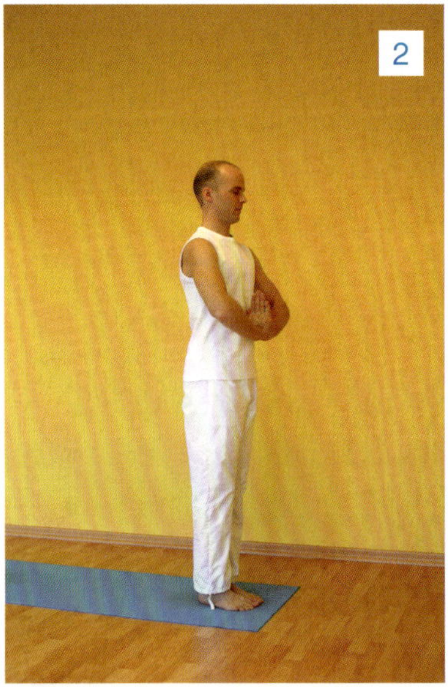

Aufwärmübung

Ausführung:
Schließe die Beine, richte den Körper auf. Die Füße sollten sich nach Möglichkeit berühren, **Abb. 1.**

Presse die Handflächen vor der Brust zusammen, die Handgelenke ziehen nach unten, **Abb. 2.**

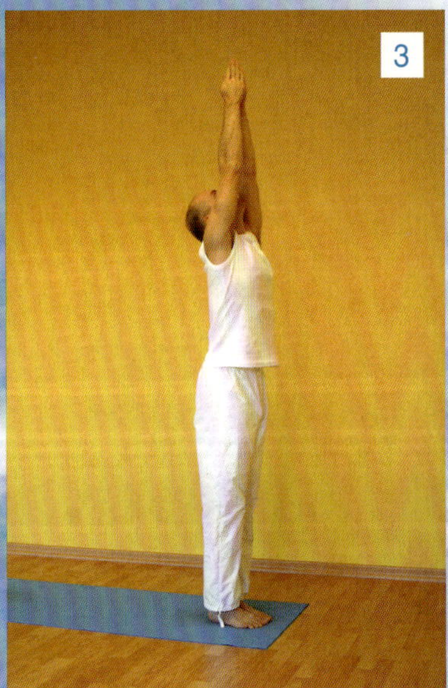

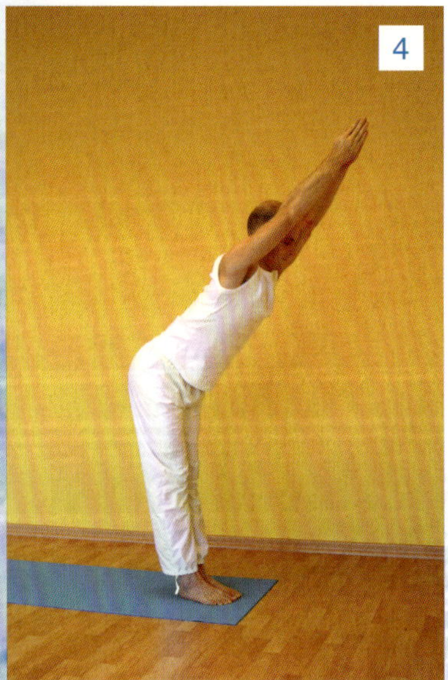

Strecke die Arme so weit wie möglich nach oben, die Handflächen bleiben aufeinander. Der Kopf geht leicht in den Nacken, der Blick zu den Daumen, **Abb. 3.**

Beuge dich aus der Hüfte nach vorn, **Abb. 4**, ...

... und stelle die Hände neben die Füße. Die Knie können dabei ruhig gebeugt werden. Der Kopf geht zu den Knien, **Abb. 5.**

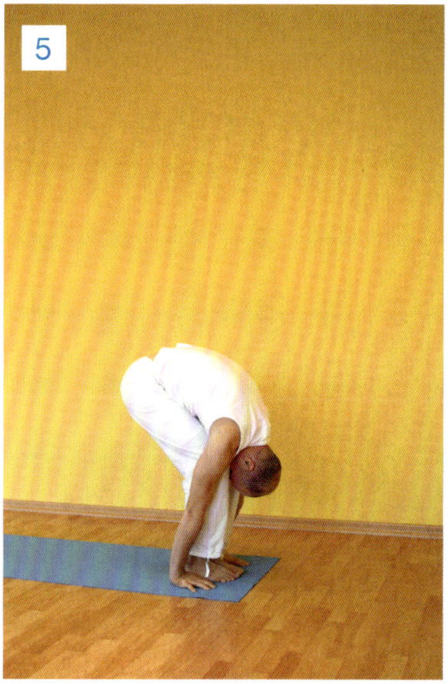

Komme wieder hoch, entweder mit rundem Rücken, **Abb. 6**, ...

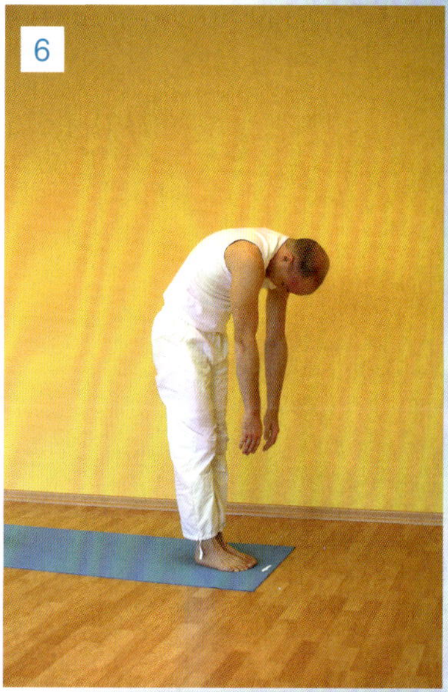

... oder mit geradem Rücken, **Abb. 7.**

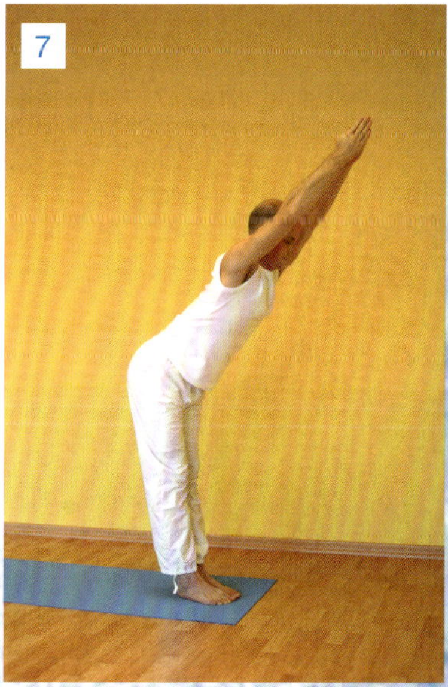

Strecke die Arme über den Kopf, die Handflächen aufeinander. Der Blick geht zu den Daumen, **Abb. 8.**

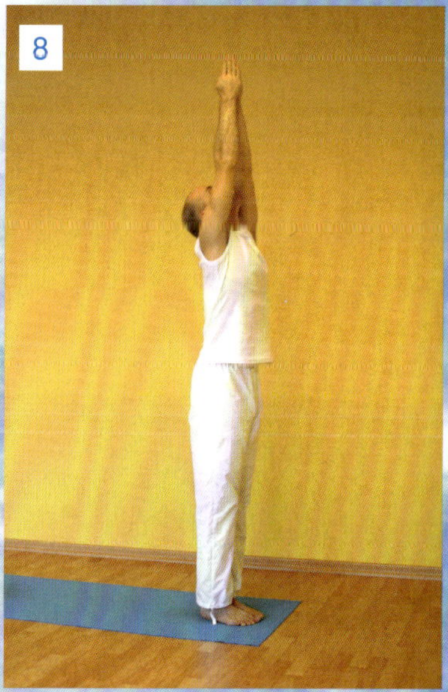

Senke die Arme ab. Du stehst nun wieder in der Ausgangsposition **Abb. 1** und kannst die Übung wieder von vorn beginnen.

Das halbe Rad (Ardha Chakrasana)

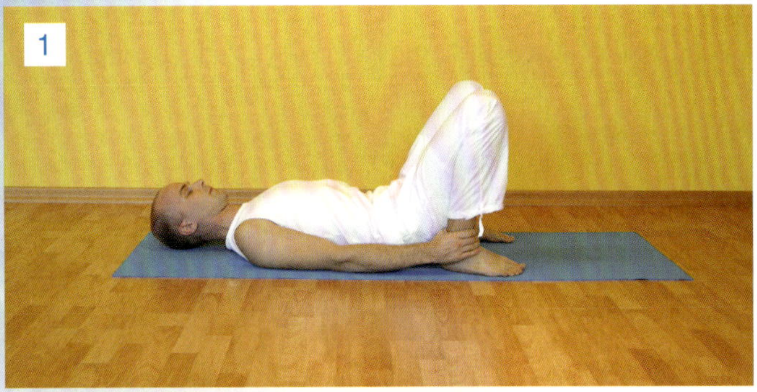

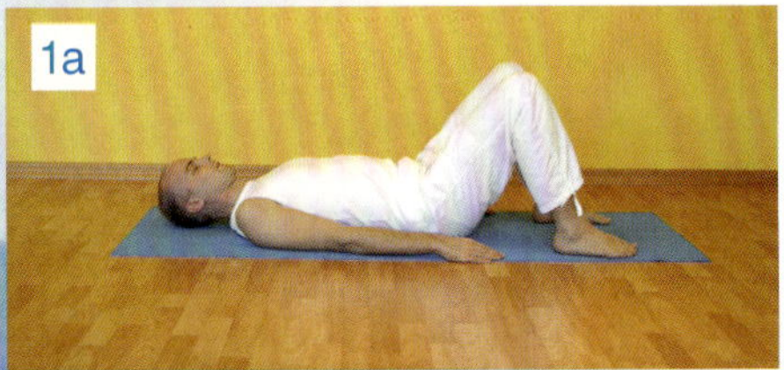

AUSFÜHRUNG:

Lege dich auf den Rücken, stelle die Füße auf, und versuche, deine Fußgelenke zu ergreifen, **Abb. 1**. Wenn das nicht geht, lege die Arme seitlich an den Körper, die Handflächen nach unten, **Abb. 1a**.

Schiebe das Becken so weit wie möglich nach oben, spanne dabei auch das Gesäß an; halte die Stellung für ca. 30 Sekunden, **Abb. 2**.

Senke das Becken ab, bringe die Oberschenkel zum Brustkorb, den Kopf zu den Knien, **Abb. 3**.

WIRKUNG:

Der untere Rücken wird gekräftigt und gedehnt. Gesäß und Beine werden gestärkt.

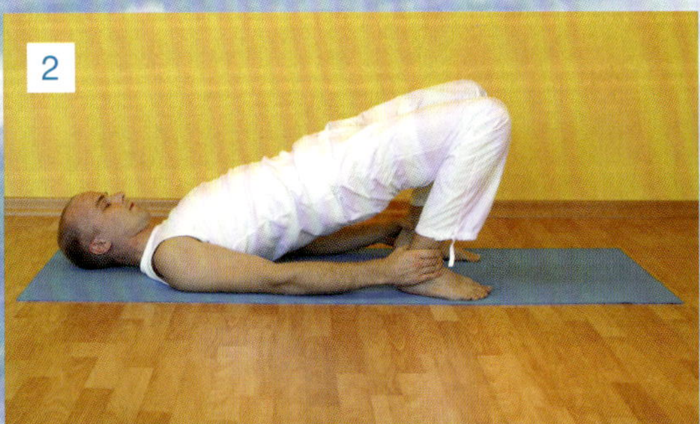

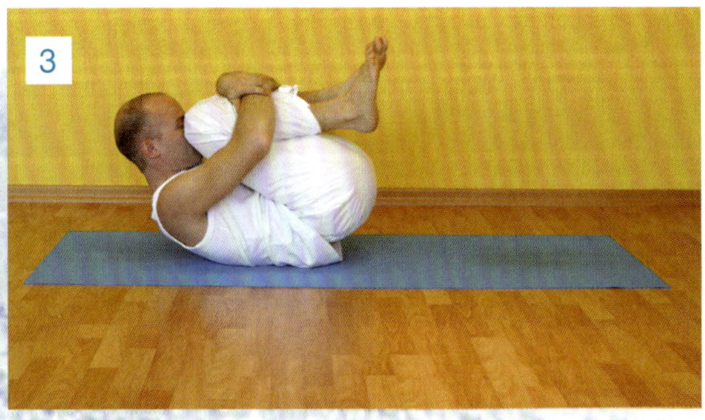

Die Vorwärtsbeuge (Paschimottanasana)

AUSFÜHRUNG:

Setze dich auf, die Beine sind gestreckt, die Zehen in Richtung Kopf gestreckt. Strecke nun die Arme über den Kopf, und richte so die Wirbelsäule auf, **Abb. 1**.

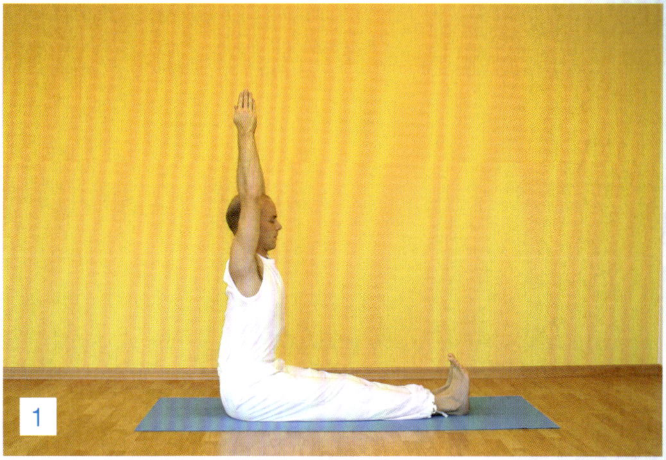

1

Beuge dich aus der Hüfte nach vorn. Dann senke die Arme ab, und halte dich an den Beinen fest; die Beine bleiben gestreckt, **Abb. 2**. Halte diese Stellung für ca. 15 Sekunden.

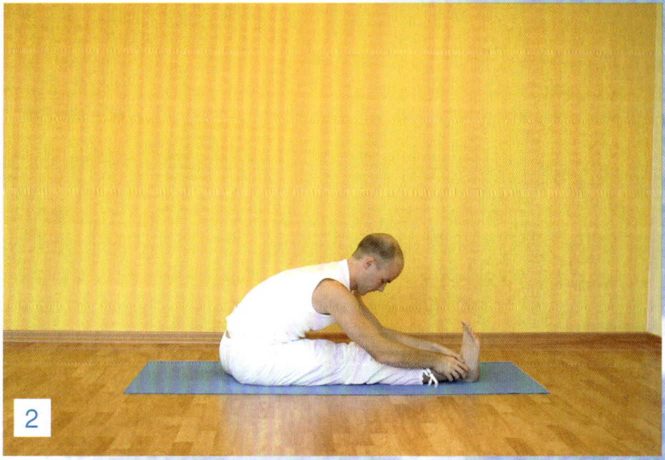

2

WIRKUNG:

Die Rückseite der Beine und der untere Rücken werden gedehnt, die Bauchmuskulatur wird gekräftigt.

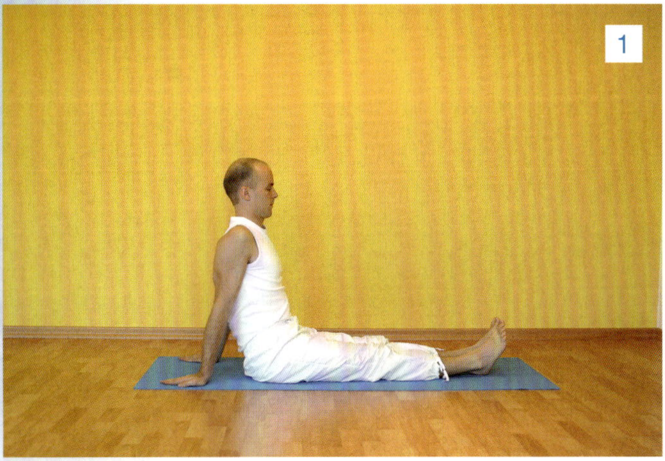

Die schiefe Ebene

AUSFÜHRUNG:

Stelle die Hände hinter dem Rücken auf den Boden, die Fingerspitzen zeigen nach hinten, **Abb. 1**, der Kopf fällt in den Nacken.

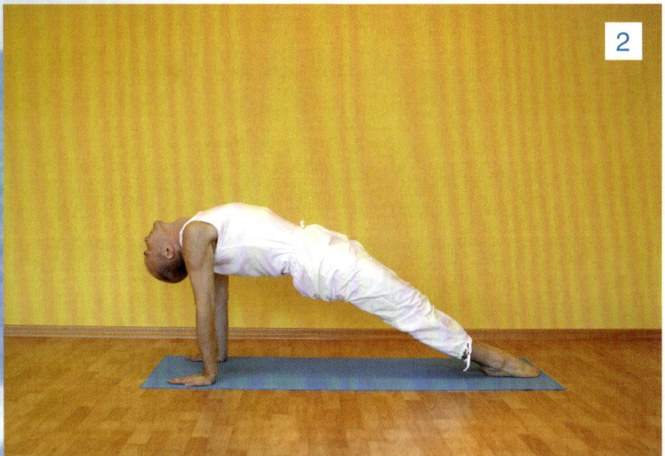

Schiebe das Becken so weit wie möglich nach oben, die Beine bleiben gestreckt. Wenn möglich, stelle die Füße flach auf den Boden, **Abb. 2.**

WIRKUNG:

Die schiefe Ebene ist die Gegenstellung zur Vorwärtsbeuge. Sie kräftigt den unteren Teil des Rückens, das Gesäß und die Armmuskeln.

Die Bauchentspannungslage

AUSFÜHRUNG:

Lege dich auf den Bauch, der Kopf ruht auf den Händen. Die großen Zehen berühren sich, die Fersen fallen auseinander. Atme 2- bis 3mal tief ein und aus. (Abb. unten)

WIRKUNG:

Die Wirkung ist die gleiche wie in der Entspannungslage, nur werden hier zusätzlich die Organe massiert, da der Bauch mit der Atmung in den Boden gepreßt wird.

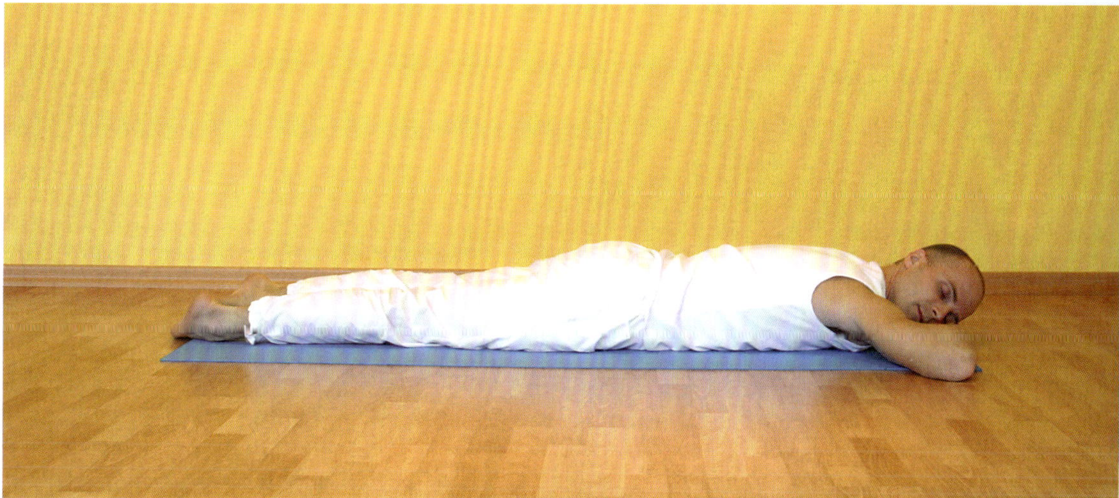

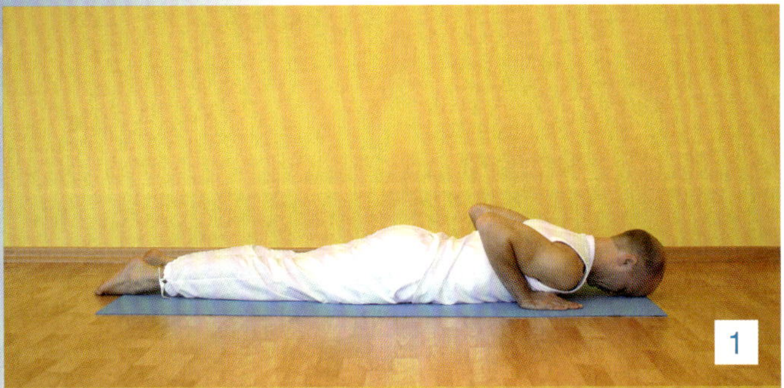
1

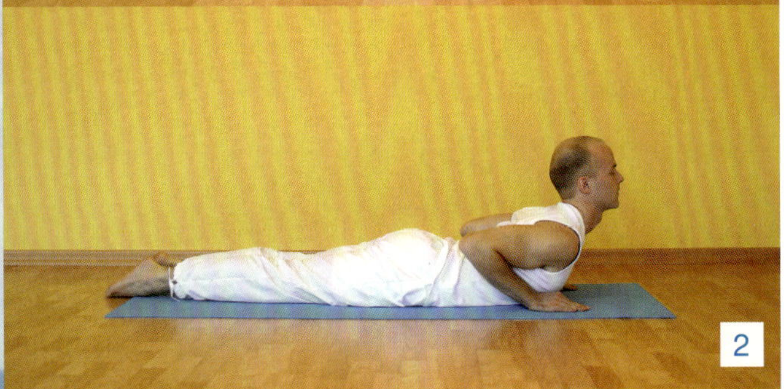
2

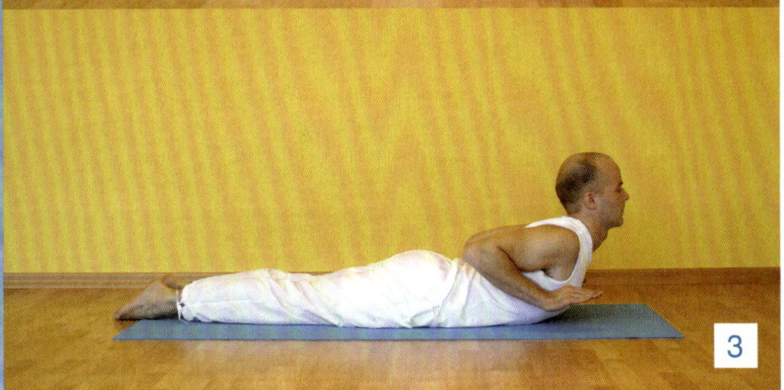
3

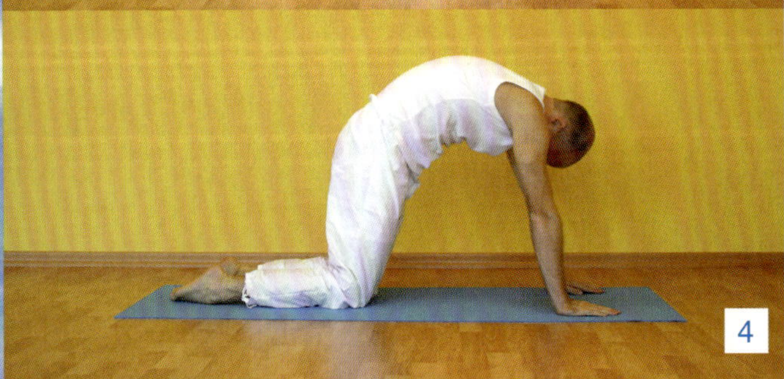
4

Die Kobra (Bhujangasana)

AUSFÜHRUNG:

Schließe die Beine, bringe die Hände unter die Schultern, so daß die Handteller in Höhe des Brustbeins sind. Die Stirn ruht auf der Matte, **Abb. 1**.

Spanne das Gesäß an, und rolle den Kopf in den Nacken. Drücke die Schultern dabei locker nach unten, von den Ohren weg. Der Blick geht bei geschlossenen Augen in Richtung Decke, **Abb. 2**.

Das Gewicht sollte nicht auf den Händen liegen. Du kannst zur Kontrolle die Hände kurz vom Boden lösen und dann wieder abstellen, **Abb. 3**.

Löse die Stellung, und drücke dich auf Hände und Knie hoch. Schiebe den Rücken nach oben, und lasse den Kopf nach vorn sinken. Dehne so die Rückenmuskulatur., **Abb. 4**.

WIRKUNG:

Die Rückenmuskulatur wird gekräftigt und der obere Teil der Wirbelsäule gedehnt.

Der Drehsitz (Ardha Matsendrasana)

AUSFÜHRUNG:

Setze dich hin, strecke die Beine aus, und richte den Rücken auf, **Abb. 1**.

Bringe den rechten Fuß über das linke Knie. Wenn möglich, stelle den Fuß auf den Boden, **Abb. 2**.

Lege den linken Ellbogen um das rechte Knie, **Abb. 3**.

Stelle die rechte Hand hinter dem Rücken auf den Boden. Schaue über die rechte Schulter nach hinten. Die Wirbelsäule bleibt aufrecht, die Augen sind geschlossen, **Abb. 4**.

Nun folgt das Ganze andersherum (siehe kleine Abb.).

WIRKUNG:

Die Rückennerven werden belebt, die Wirbelsäule wird durch die Drehung elastisch gehalten.

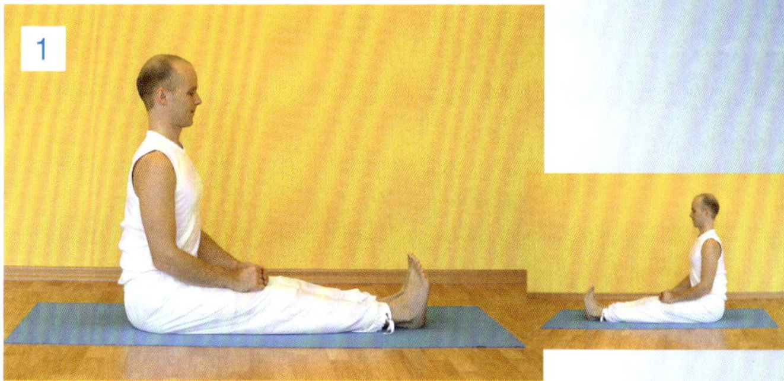

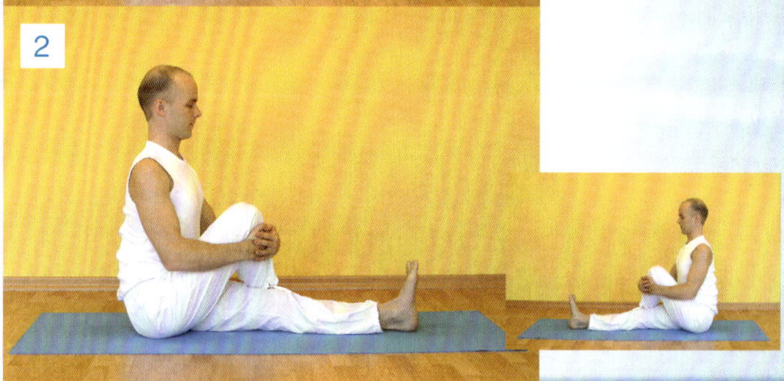

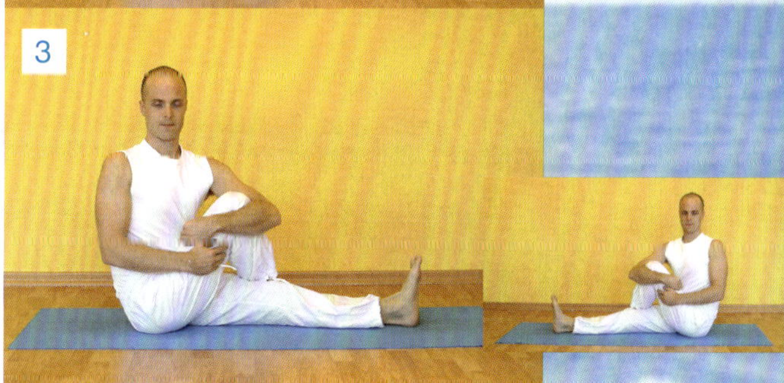

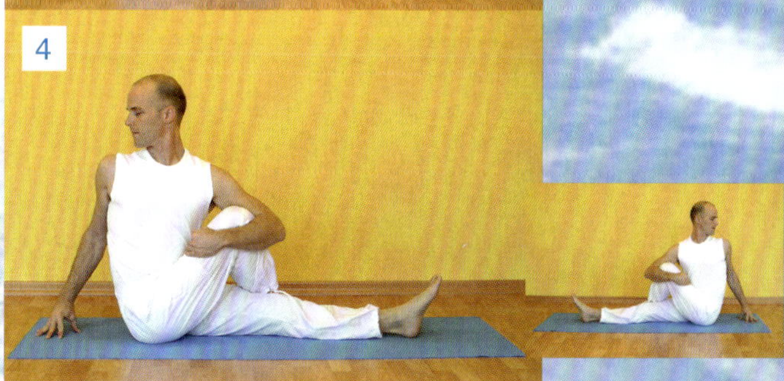

Die Endentspannung

AUSFÜHRUNG:

Liege in Savasana, **ABB. UNTEN**. Wie zu Beginn wird jeder Teil des Körpers angespannt und losgelassen (s. S. 15 ff.).

An dieser Stelle empfehle ich, eine kurze Autosuggestion einzusetzen; sie hilft, Körper und Geist zu entspannen. Der Körper bleibt in dieser Zeit regungslos. Verweile so ca. 3 bis 5 Minuten.

WIRKUNG:

In der Endentspannung entfalten die Übungen noch einmal ihre Wirkung. Du wirst vollständig erfrischt und entspannt.

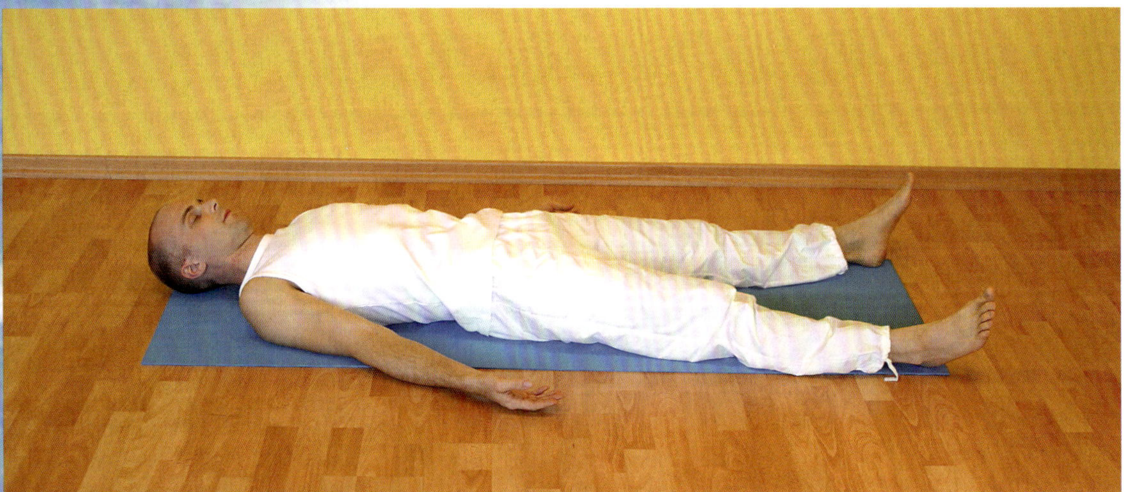

Swami Sivananda

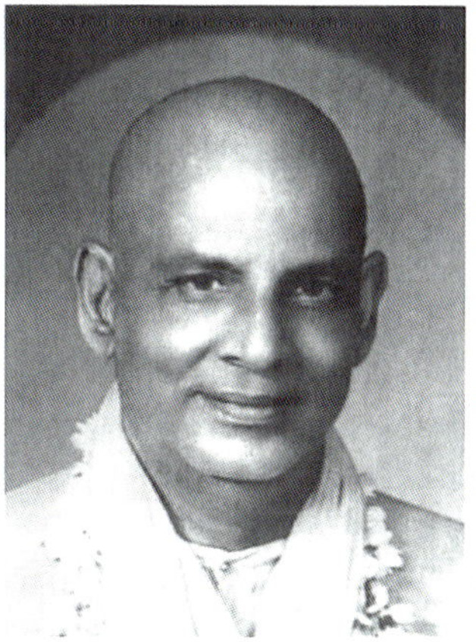

Swami Sivananda (8.9.1887–14.7.1963) war einer der großen Yogameister des 20. Jahrhunderts. Nach vielen Jahren der Arbeit als Arzt widmete er sein Leben der Verbreitung der Yogalehre.
Er gründete den integralen Yoga, eine Kombination der verschiedenen Yogawege (Bhakti-Yoga/Yoga der Hingabe, Raja-Yoga/Yoga des Geistes, Jnana-Yoga/Yoga des Intellekts, Kundalini-Yoga/Yoga der Energieerweckung, Karma-Yoga/Yoga des selbstlosen Dienens), um eine harmonische Entwicklung der gesamten Persönlichkeit zu gewährleisten.
Er veröffentlichte über 200 Bücher, gründete die Divine Life Society und die Yoga Vedanta Forest Academy.
Sein Motto war: »Diene, liebe, gib, reinige dich, meditiere, und verwirkliche.«

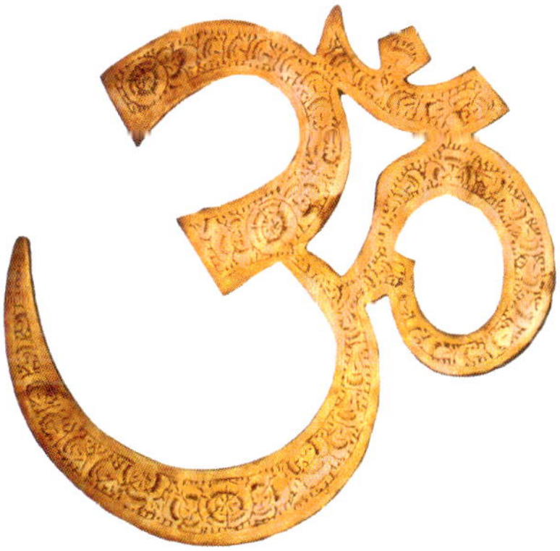

OM

OM ist der Urklang, aus dem alle anderen Klänge hervorgehen. OM steht für die alles umfassende Einheit, das kosmische Bewußtsein. Das Singen von OM erzeugt eine positive Energie im Raum und im Geist.
Shanti bedeutet Frieden. Damit ist nicht nur der Frieden in der Welt gemeint, sondern auch der Frieden im Inneren.

Stufe 2

Ein Gramm Praxis ist besser als Tonnen von Theorie.

Swami Sivananda

Vorwort zu Stufe 2

Willkommen bei der zweiten Stufe! Ich freue mich, daß du dich für die nächste Stufe deines Übens bereit fühlst.
Bevor du mit dem Üben beginnst, möchte ich dich nochmals darauf hinweisen, daß du immer nur so viel machen sollst, wie es sich gut für dich anfühlt!
Es ist nicht wichtig, daß du genauso weit in die Stellung gehst, wie ich das auf den Fotos tue. Achte auf das, was dein Körper dir sagt, und fühle genau, wie weit du gehen kannst. So wird die Freude am Üben bleiben, und du kannst all die positiven Effekte des Yoga genießen.
Viel Erfolg!

ANMERKUNG
Einige der Übungen wiederholen sich in den drei Stufen. Da sich manchmal nur Kleinigkeiten ändern, lies den Text bitte sehr sorgfältig, bevor du mit dem Üben beginnst.

Gesunde Ernährung

»Aus Nahrung sind alle Körper geschaffen, und Nahrung werden sie für andere nach ihrem Tod. Nahrung ist von höchster Wichtigkeit für alle Belange des Körpers; deshalb ist sie die beste Medizin für alle körperlichen Leiden.«

Taittreya Upanishad

Es gibt Nahrung, die für den Körper sehr leicht zu verdauen ist, und Nahrung, die ihn wirklich »arbeiten« läßt. Da der Sinn der Nahrungsaufnahme die Erhaltung der Gesundheit und die Energiebeschaffung ist, ist leichtverdauliche Nahrung (die den Körper wenig Energie kostet) zu bevorzugen. Je mehr Energie der Körper bekommt und je leichter er die Nahrung verdauen kann, desto mehr Energie haben wir für den Geist, was uns zu mehr Fröhlichkeit, besserer Konzentrationsfähigkeit, Effizienz und Ausgeglichenheit verhilft.
Nicht nur der Körper, sondern auch unser Geist wird sehr stark von der Nahrung beeinflußt. Die Yogis haben herausgefunden, daß die Nahrung den Geist in unterschiedliche Gemütszustände versetzen kann. Sie haben die Nahrung deshalb in drei Kategorien (Sattva, Rajas und Tamas) eingeteilt; es gibt:

- Nahrung, die uns zu mehr Ruhe, Gelassenheit und Klarheit verhilft. Sie wird in der Yogaphilosophie *Sattva* genannt.
- Nahrung, die uns erregt und unruhig macht. Sie wird *Rajas* genannt.
- Nahrung, die uns träge, antriebslos und depressiv werden läßt. Sie wird *Tamas* genannt.

Sattva-Nahrung ist: Getreide, frisches oder getrocknetes Obst, Gemüse, Bohnen, Kartoffeln, Tofu und Milch

Rajas-Nahrung ist: schwarzer Tee, Kaffee, Zwiebeln, Knoblauch, raffinierter Zucker und »weißes« Mehl. Sie schmeckt bitter, sauer, sehr scharf.

Tamas-Nahrung ist: Fleisch, Fisch, Geflügel, Eier, Alkohol, Pilze, konservierte Nahrung und aufgewärmte bzw. überkochte Gerichte

Um Körper und Geist gesund zu erhalten, gibt es einige sehr wichtige, leicht zu befolgende Punkte:

- Iß langsam, und kaue das Essen gründlich, dadurch fällt es dem Körper leichter, zu verdauen und die Nahrung zu verwerten.
- Fülle den Magen zur Hälfte mit Nahrung, ein Viertel mit Wasser, und laß den Rest frei.
- Iß zu regelmäßigen Zeiten, und vermeide zu viele »Kaffeepausen« – dadurch hat der Verdauungstrakt auch mal eine (Kaffee-)Pause ...
- Iß nur dann, wenn du wirklich hungrig bist.

Wenn wir zu oft und zuviel essen, ist der Körper permanent damit beschäftigt, zu verdauen. Hierdurch werden Magen und Darm überfordert, und das Immunsystem wird enorm geschwächt.
Dies ist die Ursache für die meisten Krankheiten!

Swami Sivananda hat einmal gesagt: »Die meisten Menschen graben ihr Grab mit den Zähnen.« Aus Sicht eines Yogis ist alles, was wir durch unsere Sinne zu uns nehmen, Nahrung. Alles, was wir hören, sehen, riechen und fühlen, nährt uns. Deshalb sollten wir sehr bewußt entscheiden, welche Art von Büchern wir lesen, welche Fernsehprogramme wir sehen, welche Art von Musik wir hören etc.

Ich möchte nun noch anmerken, daß auch die Nahrungsaufnahme eine Gewohnheitssache ist, die man nach und nach kontinuierlich verändern kann. Keinesfalls sollte man probieren, von heute auf morgen alles umzustellen, sonst verliert man schnell die Begeisterung und fällt leicht in seine alten Gewohnheiten zurück.

Die Entspannungslage (Savasana)

AUSFÜHRUNG:

Lege dich auf den Rücken, die Füße etwas mehr als hüftbreit auseinander, locker nach außen fallend. Die Arme liegen ca. 30 cm vom Körper entfernt, die Handflächen zeigen nach oben. Der Körper liegt symmetrisch, regungslos, ABB. UNTEN.

WIRKUNG:

Wenn der Körper entspannt ist, lockern sich auch die inneren Organe. Die Entspannung harmonisiert die Funktion der Organe, d.h., sie können besser arbeiten.

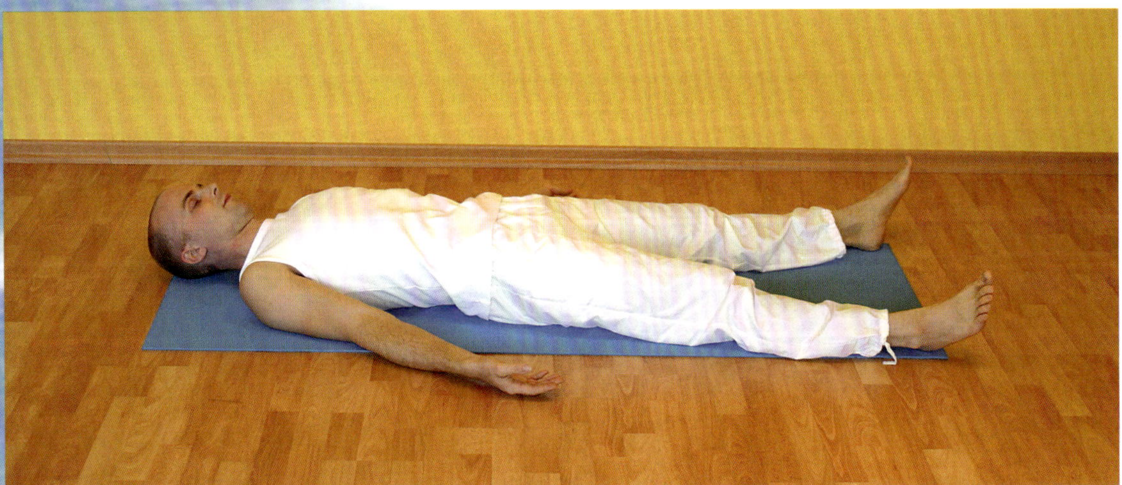

Die Sitzhaltung

AUSFÜHRUNG:

Setze dich auf ein Kissen, und kreuze die Beine, **ABB. 1, 2**. Oder bringe einen Fuß auf den Oberschenkel des anderen Beins, in den sogenannten halben Lotussitz, **ABB. 3**.

Die Wirbelsäule ist gerade, der Kopf entspannt. Die Hände liegen auf den Knien, Daumen und Zeigefinger bilden einen Kreis (Chin-Mudra).

Jede andere Sitzhaltung, in der du die Wirbelsäule aufrecht halten kannst, ist auch in Ordnung.

WIRKUNG:

Im Sitz mit gekreuzten Beinen wird die Blutzufuhr in die Beine verringert, dadurch bleibt mehr Blut im Oberkörper. Der Druck auf die Sitzhöcker stimuliert Akupressurpunkte, die die Verdauung anregen.

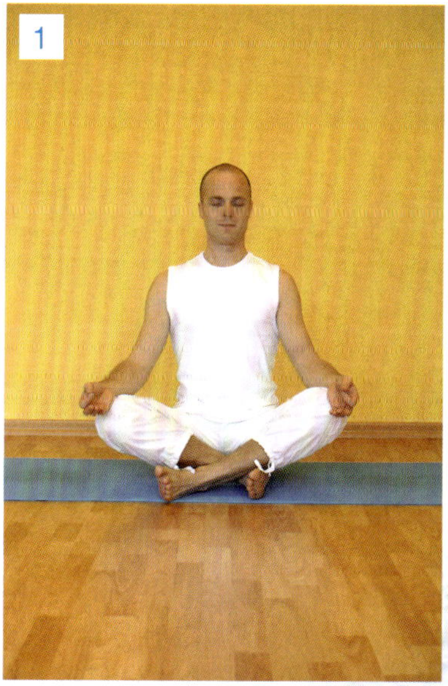

Schneidersitz

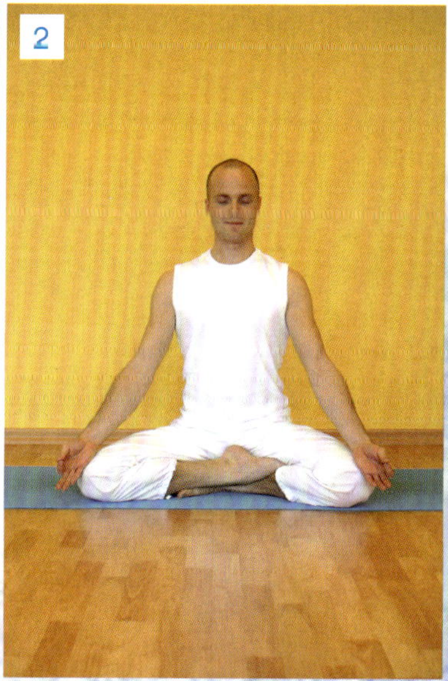

Stellung der Meister

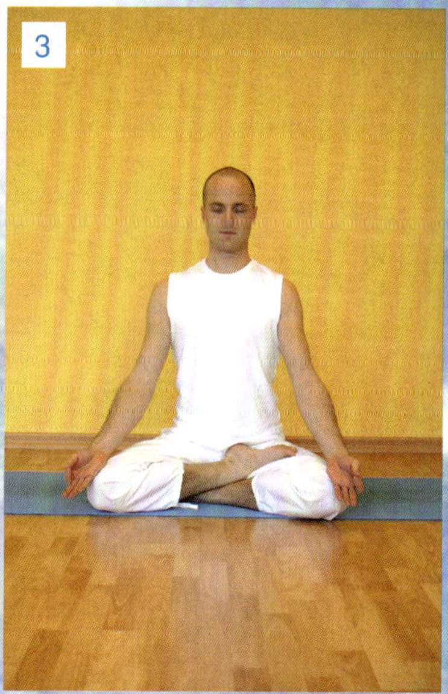

Halber Lotussitz

Die Wechselatmung (Anuloma Viloma)

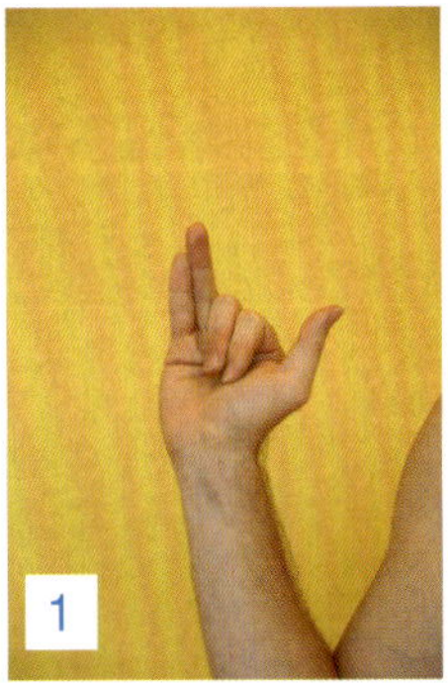

AUSFÜHRUNG:

Lege Zeige- und Mittelfinger der rechten Hand ins Handinnere (Vishnu-Mudra), **Abb. 1**.

Dann lege den rechten Daumen an den rechten Nasenflügel, **Abb. 2**. Verschließe den rechten Nasenflügel, und atme vier Sekunden lang über die linke Seite ein.

Verschließe nun auch den linken Nasenflügel (mit dem Ringfinger), halte den Atem 6 Sekunden lang an, **Abb. 3**.

Löse den Daumen, und atme 8 Sekunden lang über die rechte Seite aus. (Abb. 4)

Dann wiederhole das Ganze mit der anderen Seite. Rechts ein, halten, links aus.

Beides zusammen stellt eine Runde dar.

WIRKUNG:

Die Wechselatmung harmonisiert den Energiefluß. Ha und Tha – Sonnen- und Mondenergie oder männliche und weibliche Energie – werden ins Gleichgewicht gebracht.

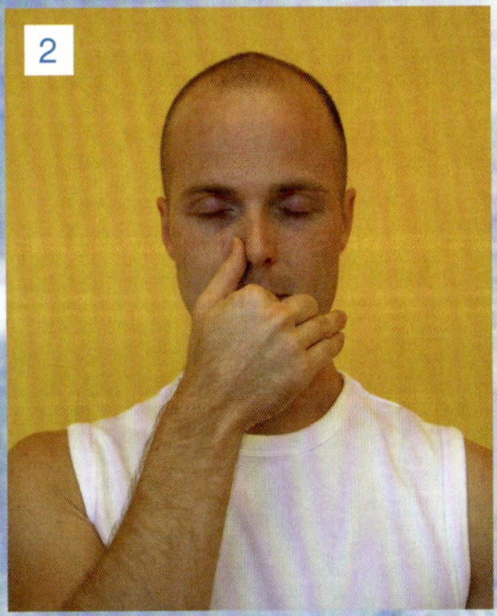

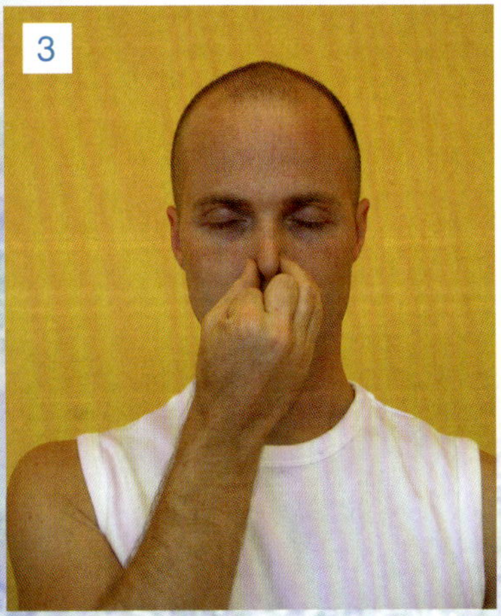

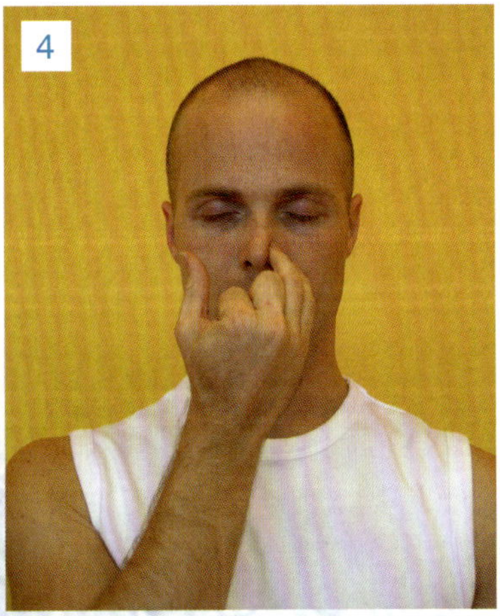

Der Sonnengruß (Surya Namaskar)

AUSFÜHRUNG:

Schließe die Beine, und verteile das Gewicht gleichmäßig auf beide Füße. Spanne die Oberschenkel und das Gesäß an, halte den Rücken aufrecht, Arme und Schultern entspannt, das Kinn parallel zum Boden. Diese Stellung wird Tadasana – »Der Berg« – genannt, **Abb. 1**.

WIRKUNG:

Der ganze Körper wird erwärmt und gekräftigt, der Energiefluß angeregt.

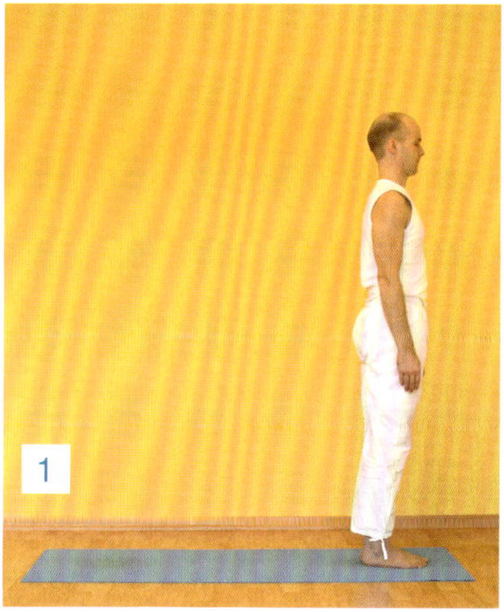
1

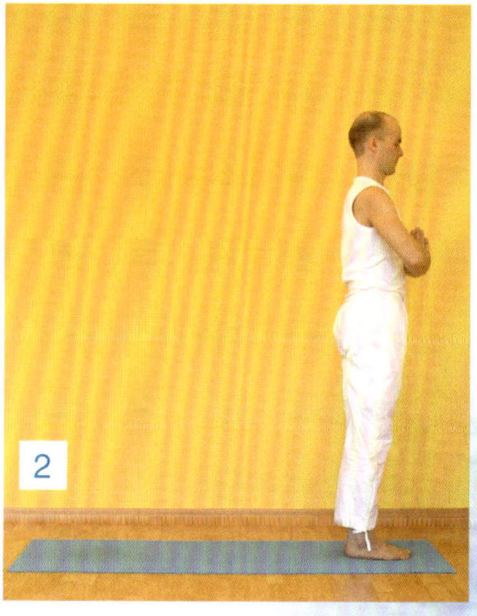
2

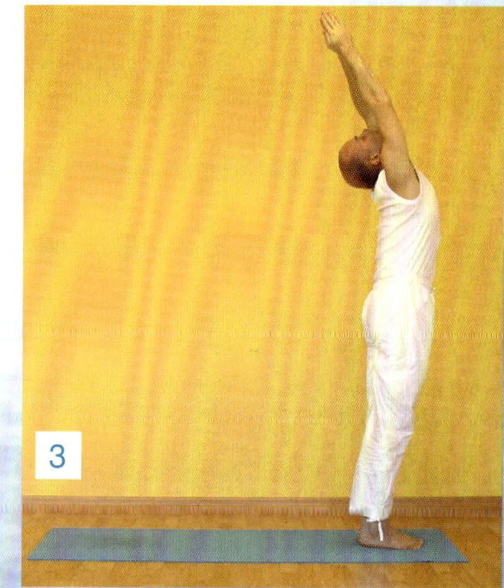
3

Presse die Handflächen vor der Brust zusammen, und ziehe die Handgelenke nach unten. Spüre die Dehnung in den Handgelenken, **Abb. 2**.

Strecke die Arme so weit wie möglich nach oben, ohne die Hände zu lösen. Der Kopf geht in den Nacken, der Blick zu den Daumen. Beuge dich aus dem oberen Rücken zurück, ohne die Hüften zu bewegen, **Abb. 3**.

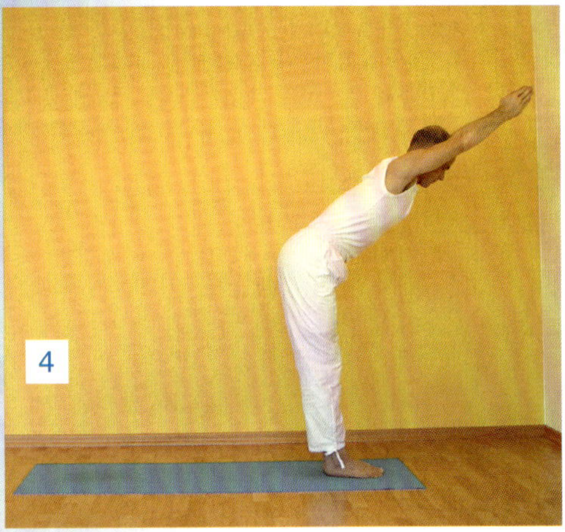

Beuge dich aus der Hüfte nach vorn, **Abb. 4**, und ...

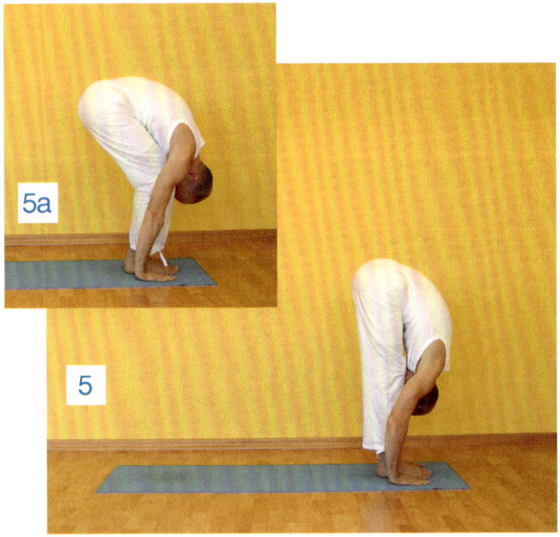

... stelle die Hände neben die Füße, so daß Fingerspitzen und Zehen eine Linie bilden, **Abb. 5.**
Wenn nötig, beuge die Knie., **Abb. 5a**.

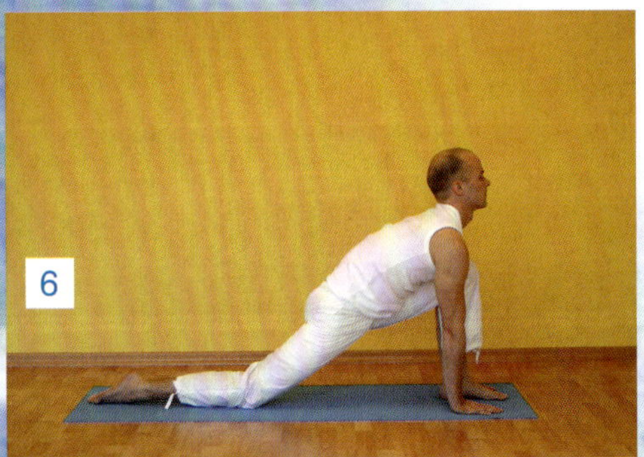

Bringe den rechten Fuß so weit wie möglich nach hinten, das rechte Knie berührt den Boden, **Abb. 6**, der Kopf geht in den Nacken.

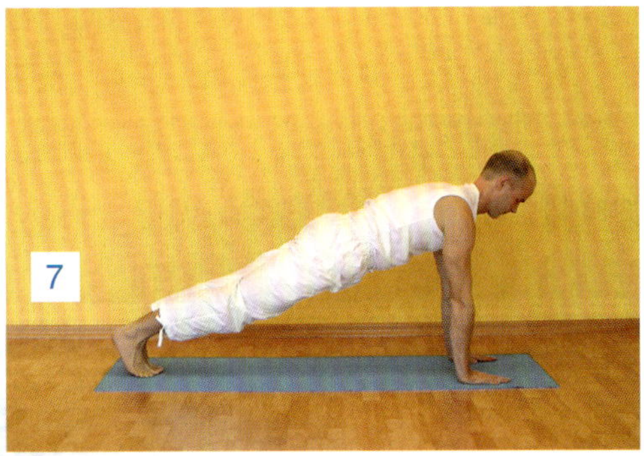

Stelle den linken Fuß dazu, so daß der ganze Körper eine gerade Linie bildet, Abb. 7.

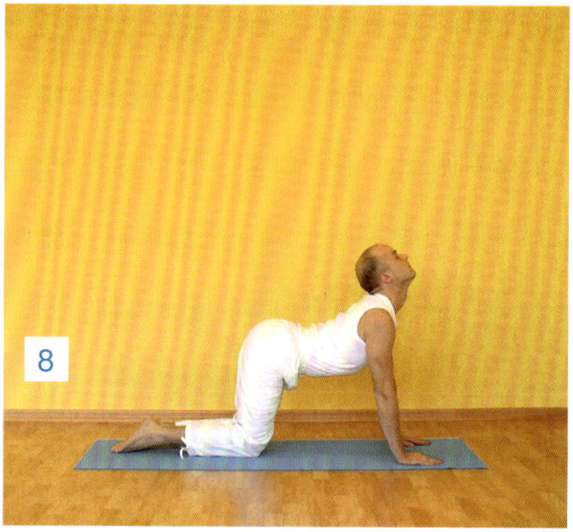

Senke die Knie zum Boden, und beuge den unteren Rücken. Der Kopf geht in den Nacken, **Abb. 8**.

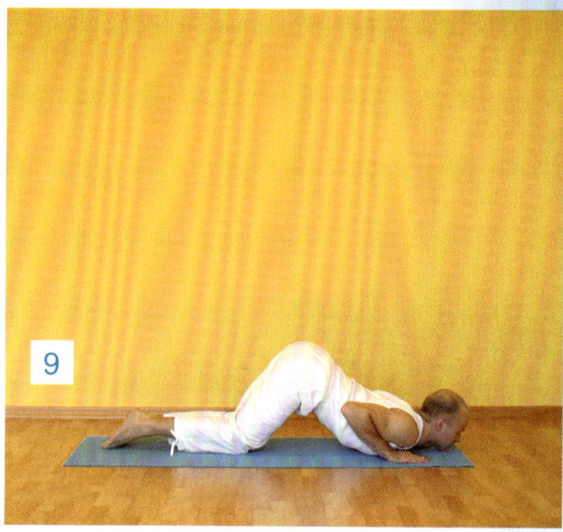

Behalte die Beugung im unteren Rücken bei, und senke den Brustkorb zwischen die Hände, Brustkorb und Kinn berühren den Boden, **Abb. 9**.

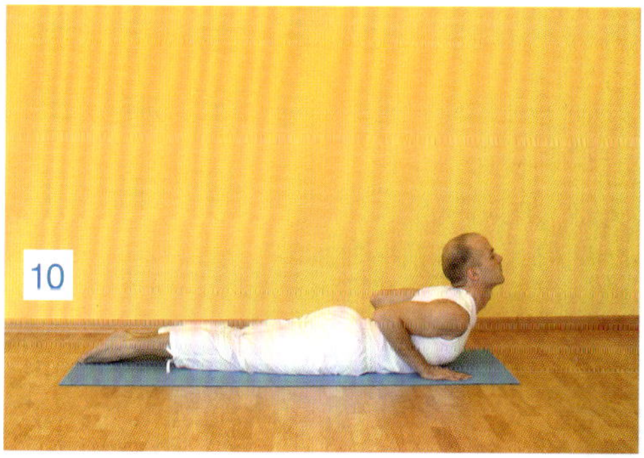

Gleite vorwärts auf den Bauch, und rolle den Kopf in den Nacken. Das Gewicht sollte nicht auf den Händen sein. Diese Stellung heißt Bhujangasana – »Die Kobra«, **Abb. 10**.

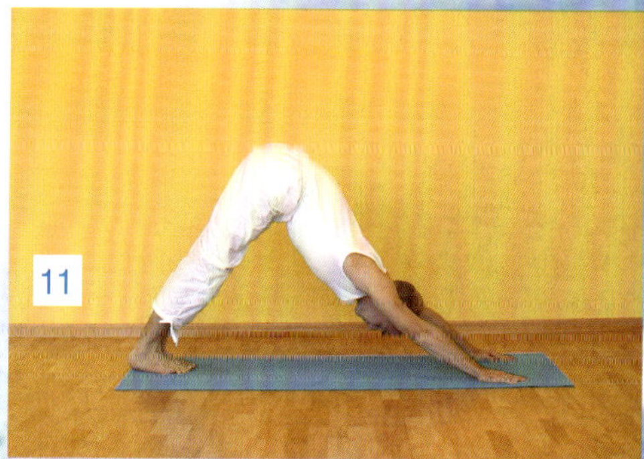

Schiebe das Gesäß in die Höhe, die Beine sind gestreckt, Arme und Oberkörper in einer Linie. Das ist das umgekehrte V, **Abb. 11**.

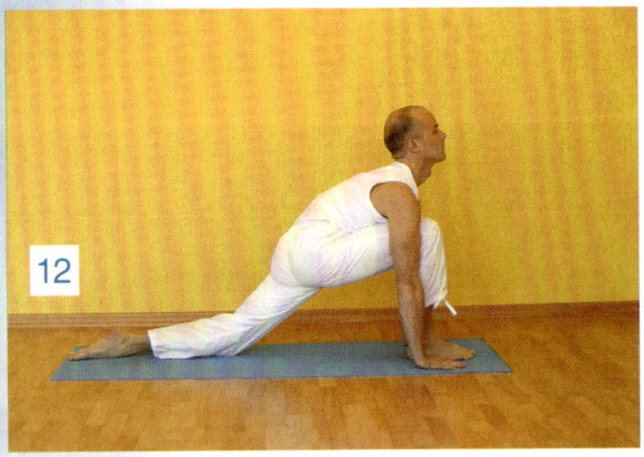

Bringe den rechten Fuß nach vorn zwischen die Hände (du kannst zur Hilfe den Fuß greifen und nach vorn ziehen), das linke Knie zum Boden und den Kopf in den Nacken, **Abb. 12.**

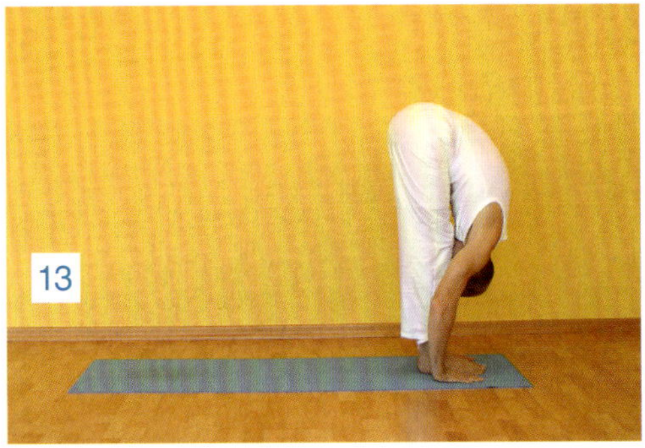

Stelle den linken Fuß neben den rechten, **Abb. 13**.

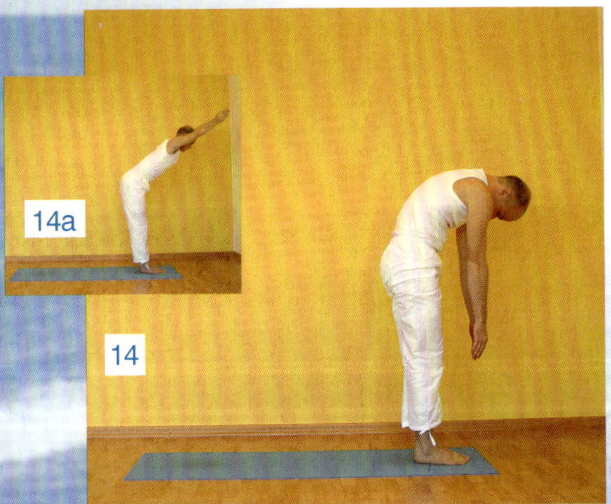

Komme hoch, entweder mit rundem Rükken, **Abb. 14**, oder mit geradem Rücken, **Abb. 14a**.

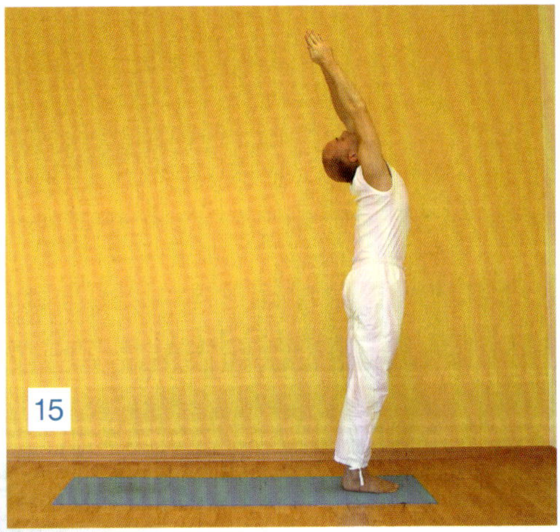

Strecke die Arme über den Kopf, die Handflächen aufeinander. Der Blick geht zu den Daumen. Beuge dich zurück, ohne die Hüfte zu bewegen. Senke die Arme ab, **Abb. 15**.

Beinübungen

AUSFÜHRUNG:

Lege dich auf den Rücken, schließe die Beine, und lege die Arme an den Körper, Handflächen nach unten, **Abb. 1**.

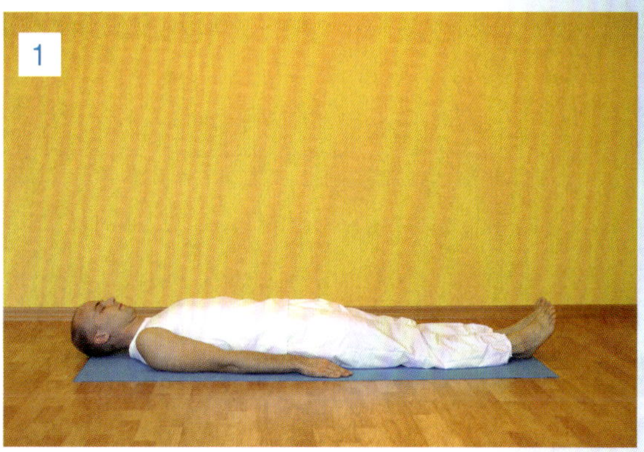

Hebe das rechte Bein, das Knie bleibt dabei gestreckt, die Zehen zeigen zur Decke, **Abb. 2**.

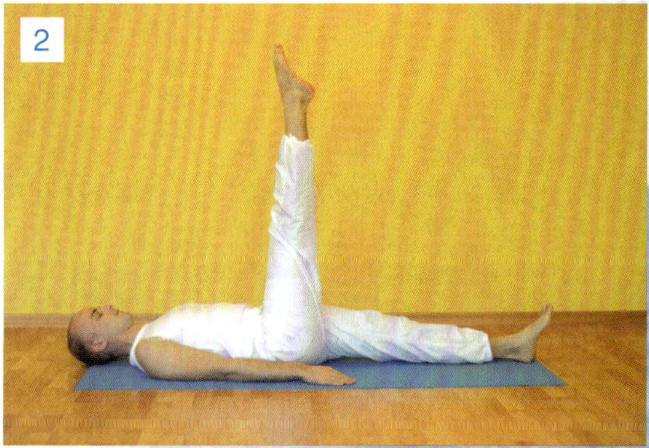

Ziehe die Zehen zum Kopf, strecke sie zurück zur Decke und senke das Bein zum Boden, **Abb. 3**.

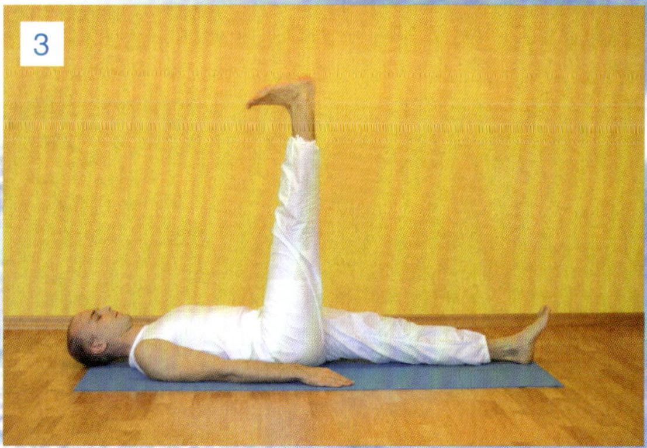

Führe die Übung 2- bis 6mal durch, auch mit dem linken Bein.

WIRKUNG:

Bein- und Bauchmuskulatur werden gekräftigt. Die Bauchorgane werden massiert.

Der Schulterstand (Sarvangasana)

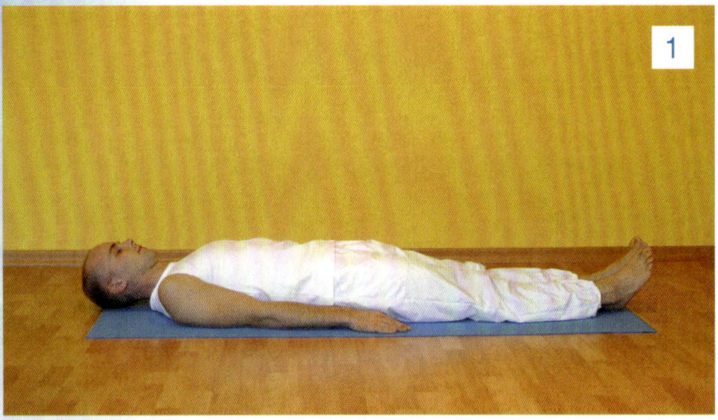

AUSFÜHRUNG:

Die Beine sind geschlossen, die Arme liegen am Körper, die Handflächen zeigen nach unten, **Abb. 1**.

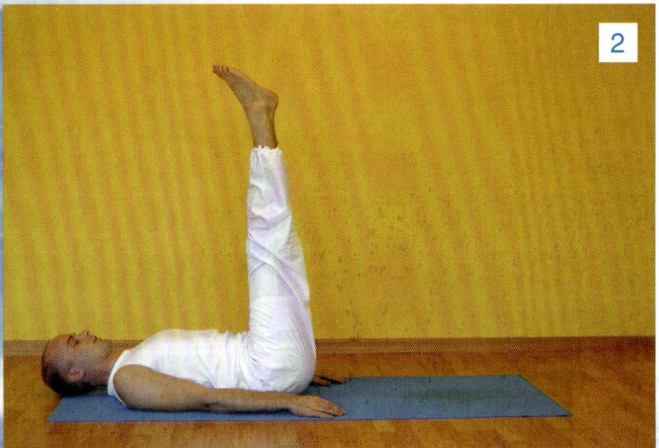

Hebe beide Beine gestreckt nach oben, **Abb. 2**.

Hebe auch das Becken, und unterstütze den Rücken dabei mit den Händen. Der Kopf bleibt in der Mitte, das Gesicht zeigt zur Decke. (Abb. 3)

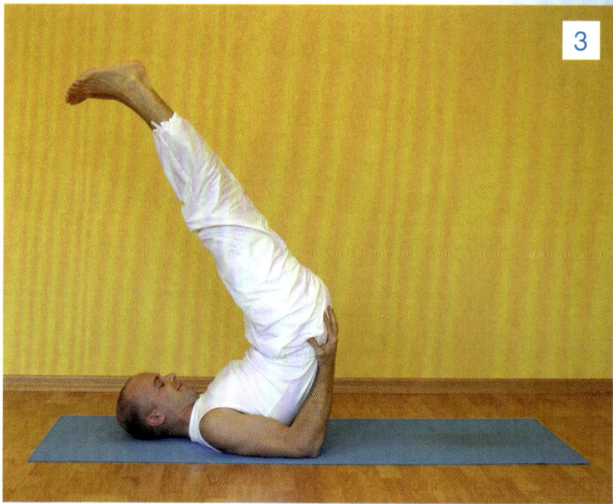

3

Senke die Beine über den Kopf, lege die Arme auf den Boden, **Abb. 4**, ...

... und rolle Wirbel für Wirbel zurück in die Entspannungslage, **Abb. 1**.

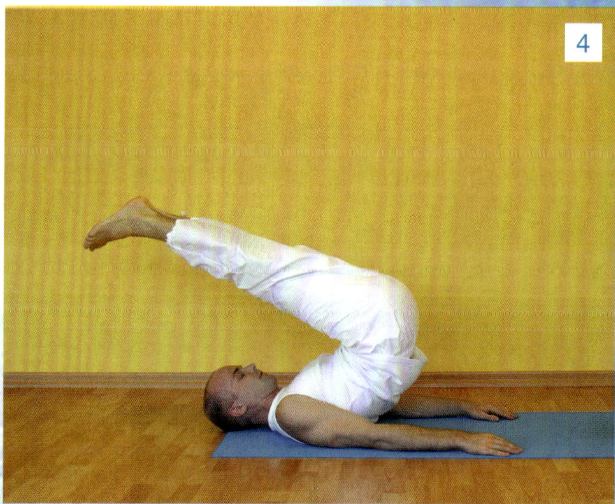

4

WIRKUNG:

Der Schulterstand harmonisiert die Funktion der Schilddrüsen. Schulter- und Nackenmuskulatur werden entspannt und gedehnt.

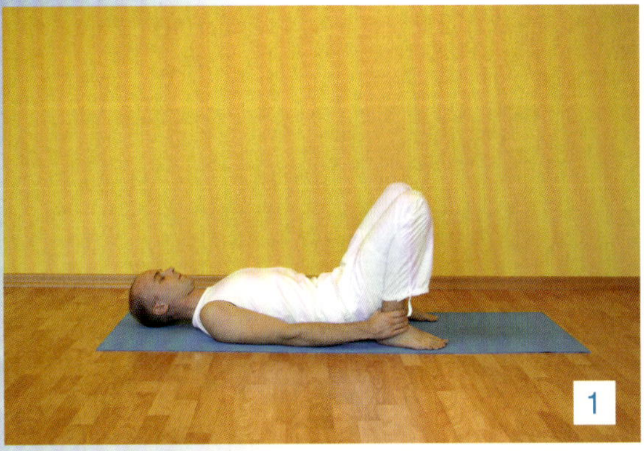
1

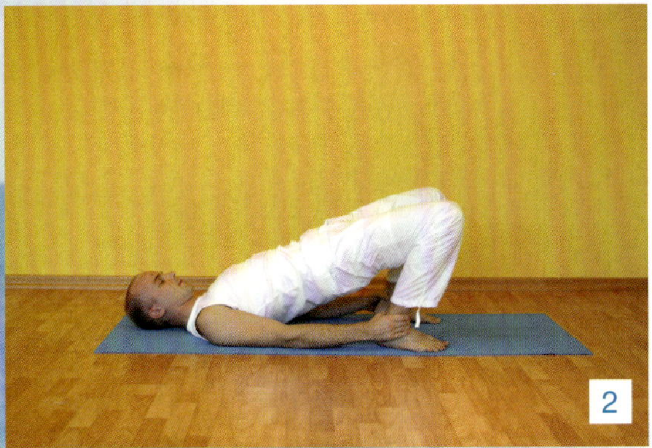
2

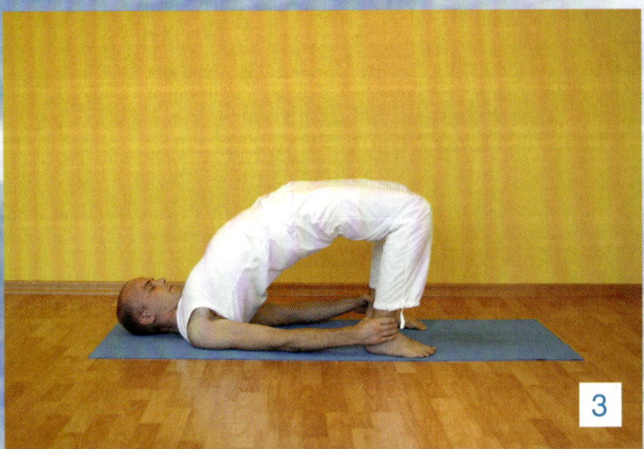
3

Das halbe Rad (Ardha Chakrasana)

AUSFÜHRUNG

Stelle die Füße auf, und greife die Fußgelenke, **ABB. 1**.

Schiebe das Becken so hoch wie möglich, spanne hierbei das Gesäß an, und unterstütze so den unteren Teil des Rückens, **ABB. 2, 3**.

Senke das Becken, bringe die Oberschenkel zum Brustkorb. Umfasse die Beine, und bringe den Kopf zu den Knien, **ABB. 4**.

WIRKUNG:

Die Nieren werden massiert und angeregt.

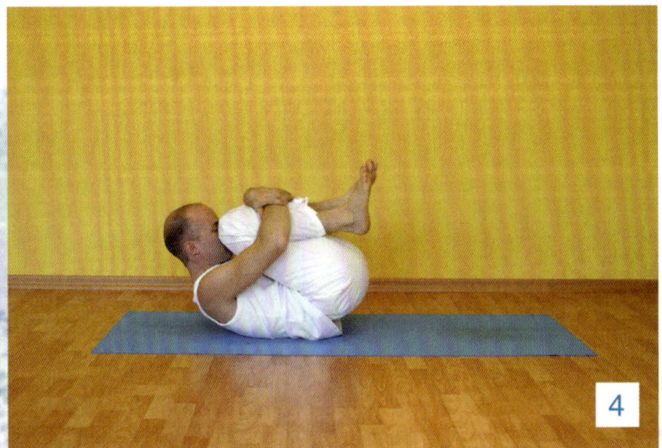
4

Die Vorwärtsbeuge, Variation (Paschimottanasana)

AUSFÜHRUNG:

Setze dich auf, strecke das linke Bein aus, der rechte Fuß liegt am linken Oberschenkel. Strecke die Arme über den Kopf, und richte die Wirbelsäule auf, **Abb. 1**.

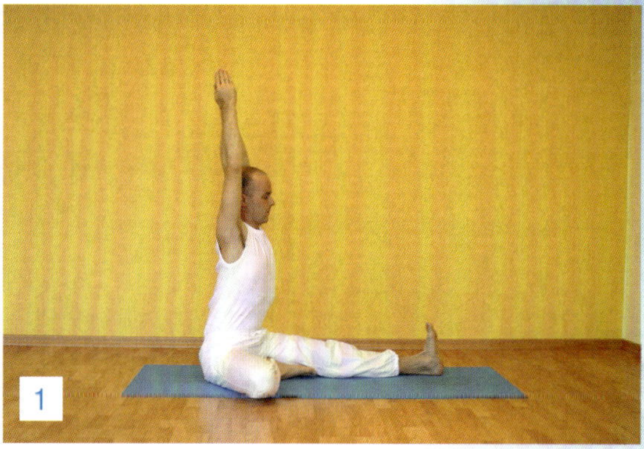

1

Beuge dich aus der Hüfte nach vorn, **Abb. 2**, und ...

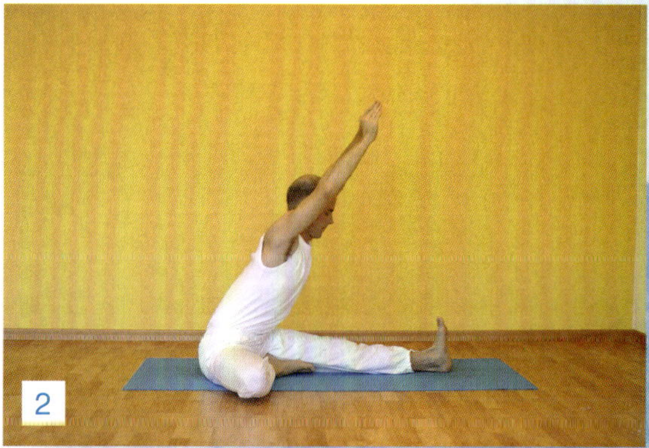

2

... greife mit den Händen zum Bein, **Abb. 3**.

Wenn du es schaffst, greife zum linken Fuß, und bringe den Bauch zum linken Oberschenkel, **Abb. 4**.

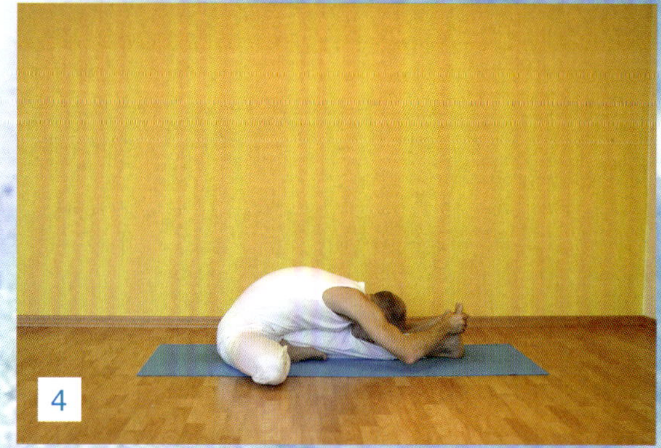

4

Komme aus der Stellung, und wechsele die Seiten. Nun ist das rechte Bein gestreckt, das linke angewinkelt.

WIRKUNG:

Der gesamte Verdauungsapparat wird massiert und stimuliert, da durch die tiefe Bauchatmung der Bauch gegen das Bein gedrückt wird. Überflüssiges Bauchfett wird reduziert.

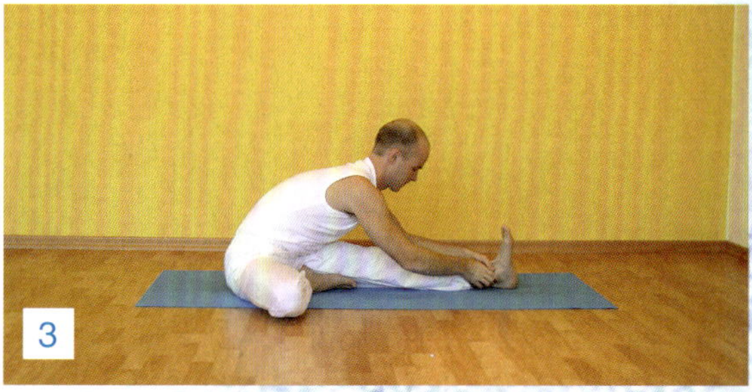

3

Die Kobra (Bhujangasana)

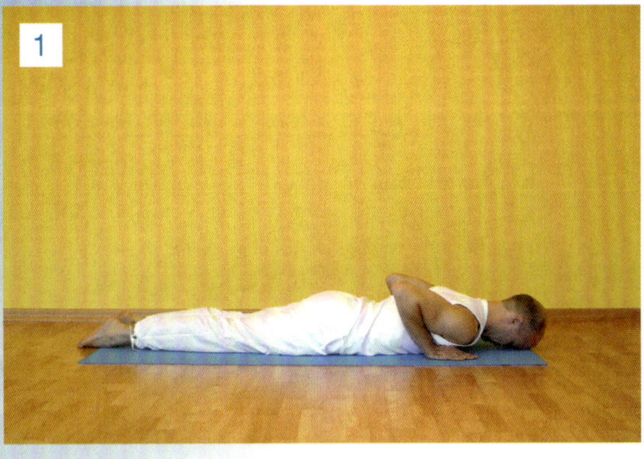

AUSFÜHRUNG:

Lege dich auf den Bauch, die Stirn ruht auf dem Boden. Die Hände sind in Höhe des Brustbeins aufgestellt, die Arme in Kontakt zum Brustkorb, **Abb. 1**.

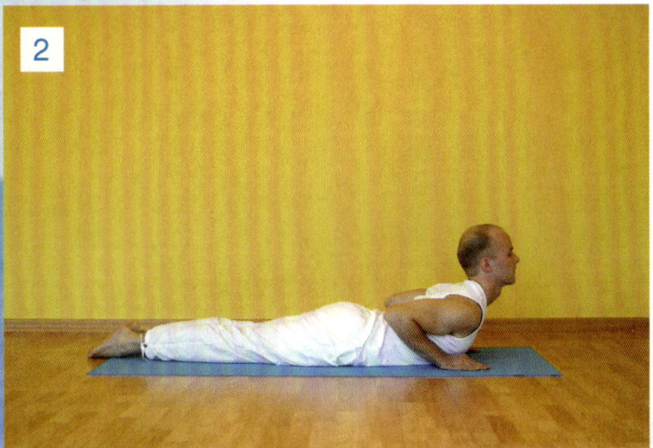

Rolle den Kopf in den Nacken, und hebe den Brustkorb leicht von der Matte. Es liegt noch kein Gewicht auf den Händen, nur die Rückenmuskulatur ist aktiv, **Abb. 2**.

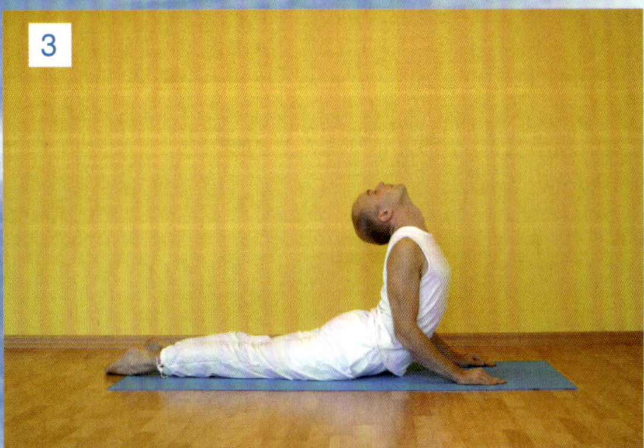

Nun gib etwas Druck auf die Hände, und beuge den Rücken weiter nach hinten.

Drücke dabei die Hände in den Boden, und ziehe sie nach hinten, ohne sie wirklich zu bewegen. Dadurch schiebt sich das Brustbein nach vorn, und der obere Rücken wird gebeugt.

Die Arme bleiben am Körper, die Ellbogen gebeugt. Schiebe die Schultern nach hinten und unten, weg von den Ohren. Halte diese Stellung für 45 bis 90 Sekunden, **Abb. 3**.

WIRKUNG:

Die Nieren werden aktiviert, Magen und Darm massiert und angeregt.

Der Vogel

AUSFÜHRUNG:

Strecke die Arme nach hinten neben den Körper, die Stirn ruht auf der Matte, **ABB. 1**.

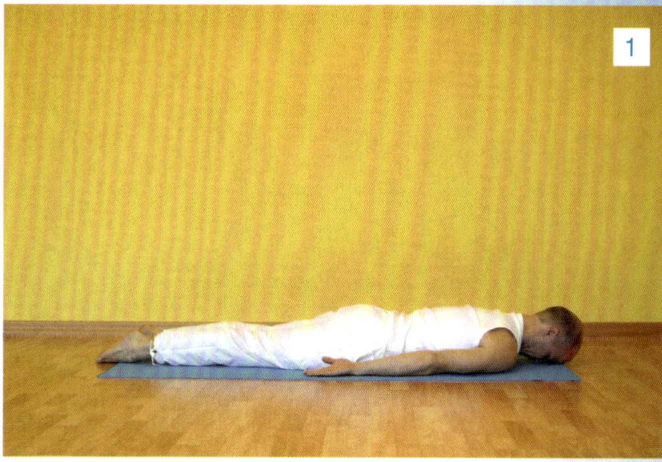

Hebe Arme, Beine und Kopf vom Boden hoch. Die Beine bleiben geschlossen, die Knie gestreckt. Halte diese Stellung für 30 bis 60 Sekunden, Abb. 2.

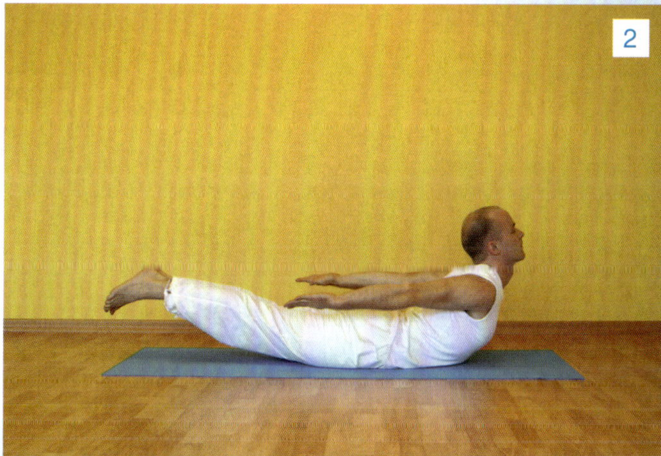

WIRKUNG:

Die gesamte Rückenmuskulatur wird gekräftigt, die Bauchorgane werden aktiviert und massiert.

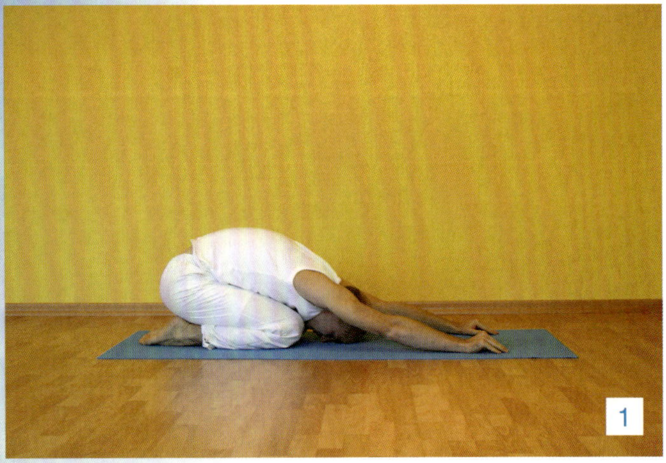

Die Kindhaltung

AUSFÜHRUNG:

Lege die Hände unter die Schultern, und drücke dich zurück auf die Fersen, **Abb. 1**.

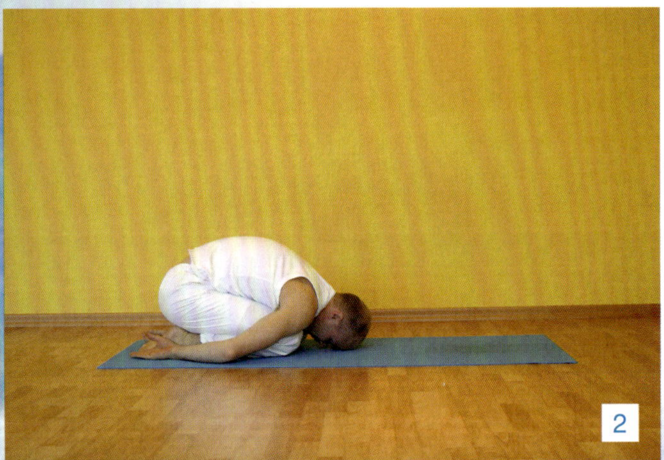

Lege die Arme neben den Körper, die Stirn ruht auf dem Boden. Verweile für 2 bis 3 tiefe Atemzüge dort, **Abb. 2**.

WIRKUNG:

Die Rückenmuskulatur wird gestreckt, alle inneren Organe werden massiert.

Der Drehsitz (Ardha Matsendrasana)

AUSFÜHRUNG:

Setze dich rechts neben die Fersen, **Abb. 1**.

Bringe den linken Fuß über das rechte Bein, so daß der Fuß am Boden steht. Die Wirbelsäule ist ganz aufrecht, **Abb. 2**.

Bringe den rechten Arm zum linken Knie, und stelle die linke Hand hinter dem Rücken auf. Die Wirbelsäule bleibt aufrecht, der Kopf schaut über die linke Schulter nach hinten, **Abb. 3**.

Nun folgt die andere Seite. Du sitzt links neben den Fersen. Bringe den rechten Fuß über das linke Bein, den linken Arm zum rechten Knie. Die rechte Hand befindet sich hinter dem Rücken, der Kopf schaut über die rechte Schulter nach hinten.

WIRKUNG:

Der Drehsitz reguliert besonders die Funktion des Dickdarms.

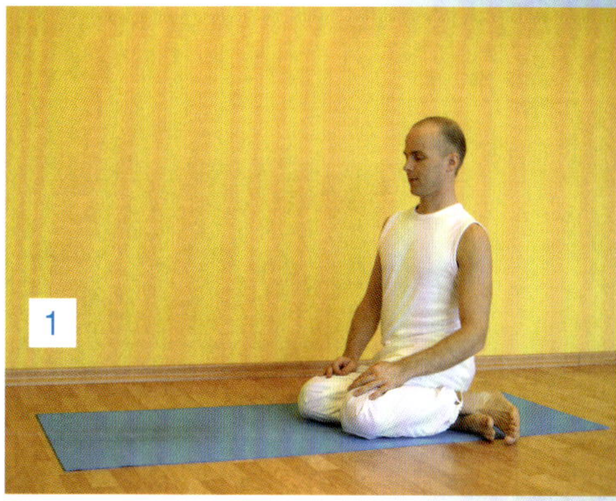
1

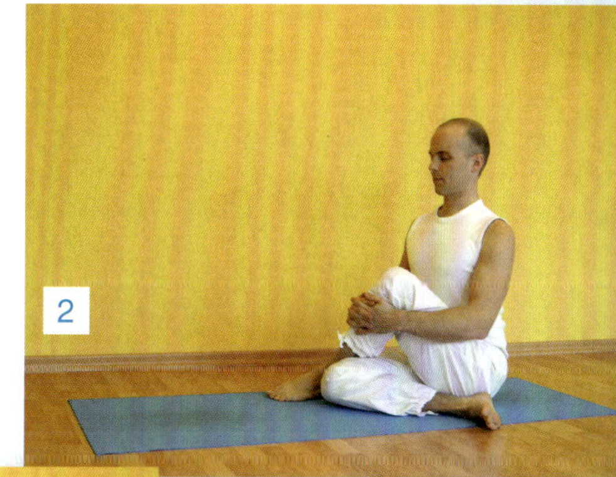
2

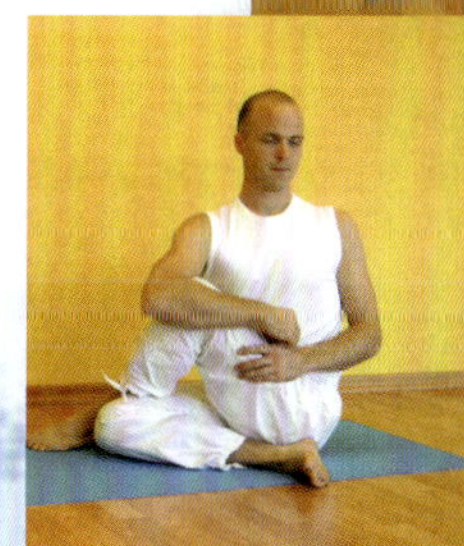

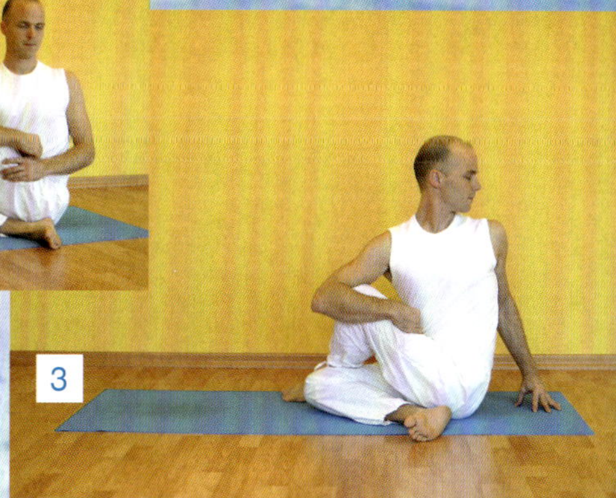
3

Die Endentspannung

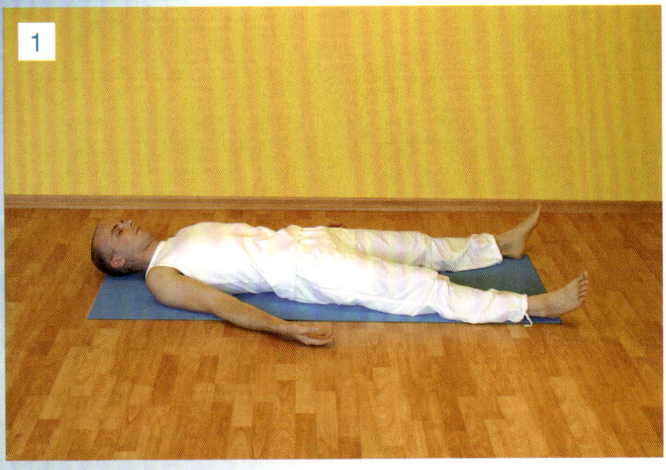

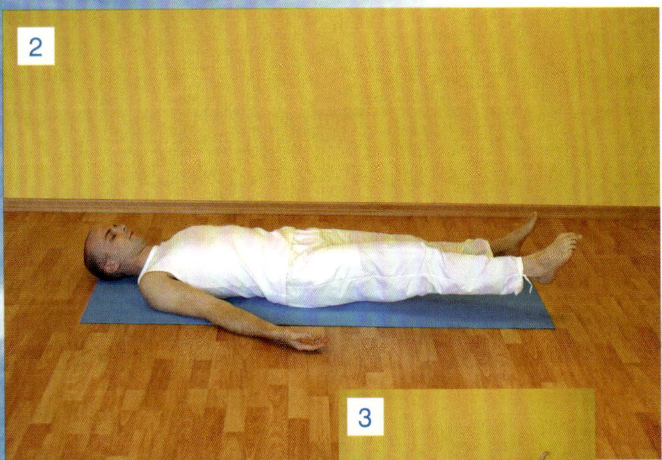

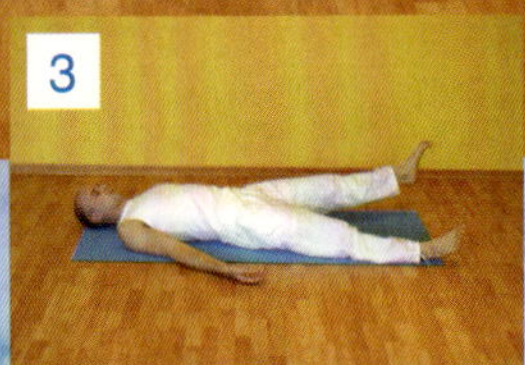

AUSFÜHRUNG:

Lege dich auf den Rücken, die Füße etwas mehr als hüftbreit auseinander, locker nach außen fallend. Die Arme liegen ca. 30 cm vom Körper entfernt, die Handflächen zeigen nach oben. Der Körper liegt symmetrisch, regungslos, **Abb. 1**.

WIRKUNG:

In der Endentspannung entfalten die Übungen noch einmal ihre Wirkung. Alle Organe werden mit sauerstoffreichem Blut versorgt. Der Körper ruht und entspannt.

Um die Muskulatur richtig zu entspannen, spannst du jeden Teil des Körpers einzeln an, hebst ihn ein paar Zentimeter an und läßt ihn dann bewußt fallen. Das Fallenlassen aus dieser geringen Höhe bringt durch die Erschütterung eine zusätzliche Entspannung!

Hebe das rechte Bein ein paar Zentimeter an, spanne es an. Fallen lassen.
Dann folgt das gleiche mit dem linken Bein, **Abb. 2, 3**.

Spanne das Gesäß an, drücke die Hüfte vom Boden hoch. Fallen lassen, Abb. 4.

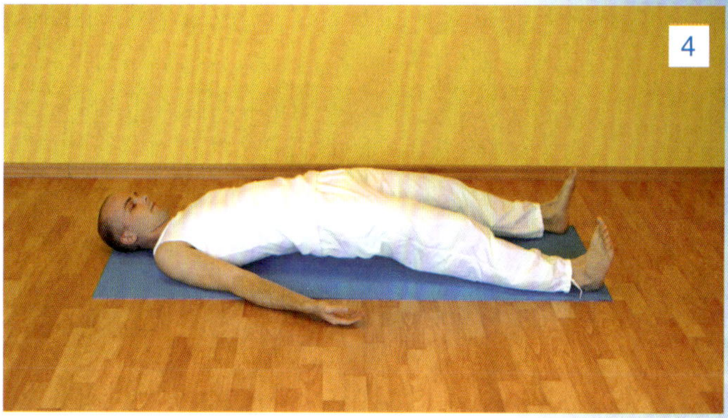

4

Hebe beide Arme an, mache Fäuste, spanne sie an, Abb. 5.

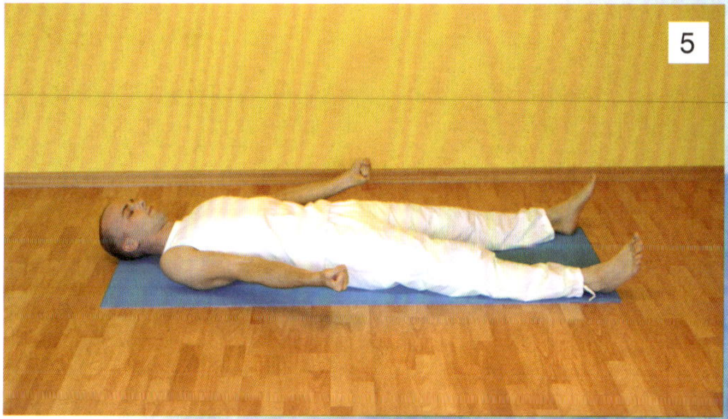

5

Spreize die Finger auseinander. Fallen lassen, Abb. 6.

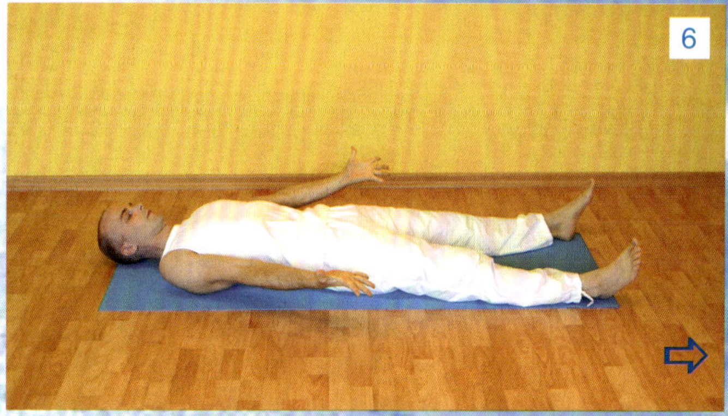

6

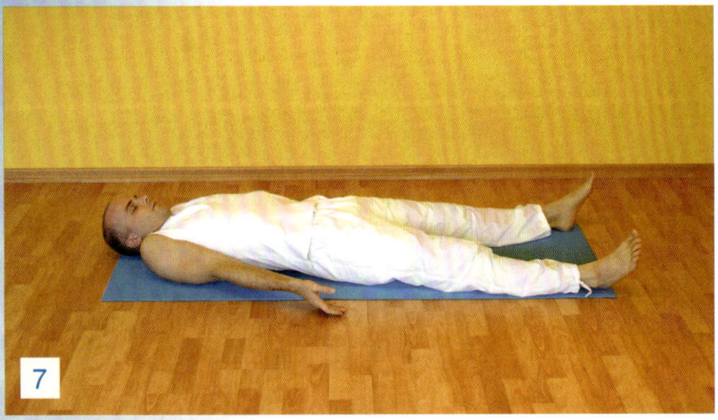
7

Ziehe die Schultern zu den Ohren hoch, **Abb. 7**.

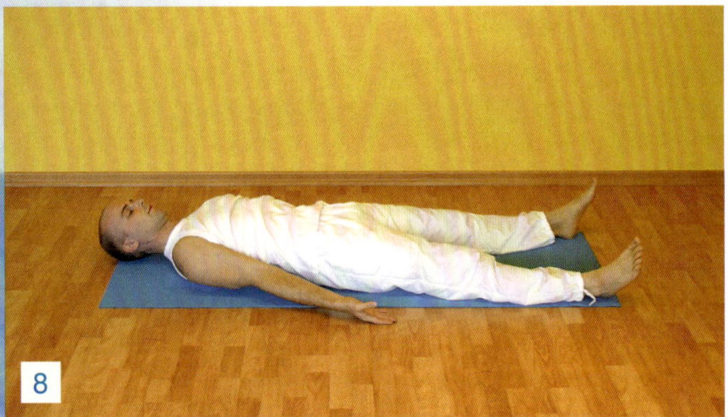
8

Schiebe Hände und Schultern so weit wie möglich zu den Füßen, **Abb. 8**. Entspannen.

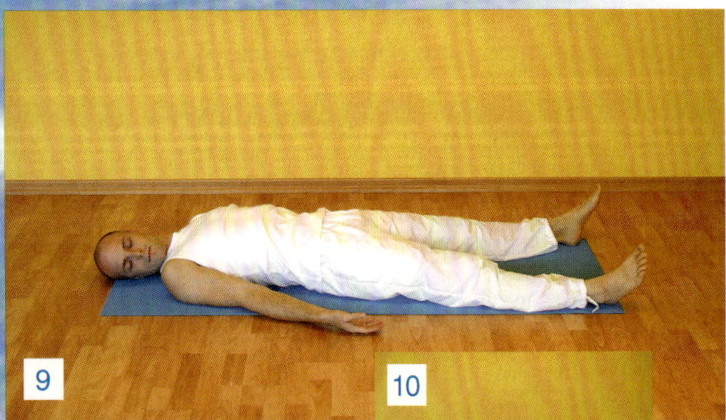
9

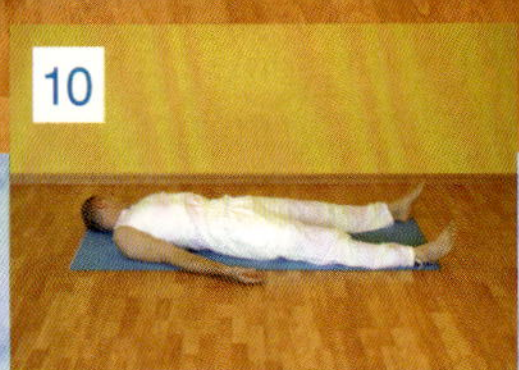
10

Rolle den Kopf erst nach rechts, **Abb. 9**, dann nach links, **Abb. 10**, und zurück zur Mitte. Entspannen.

Ziehe die Gesichtsmuskulatur zur Nase, spanne sie an. Entspannen, **Abb. 11**.

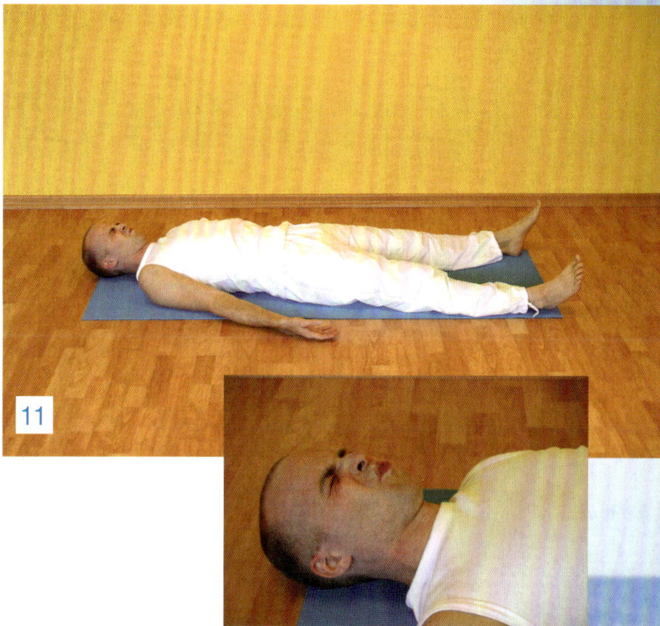

11

Öffne den Mund, strecke die Zunge weit hinaus, und schaue so weit wie möglich nach hinten. Entspannen, **Abb. 12**.

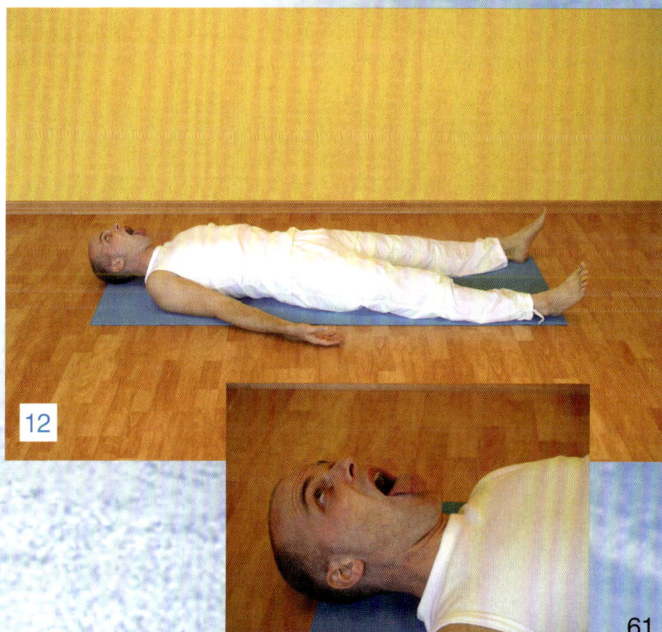

12

Shri Yogi Hari

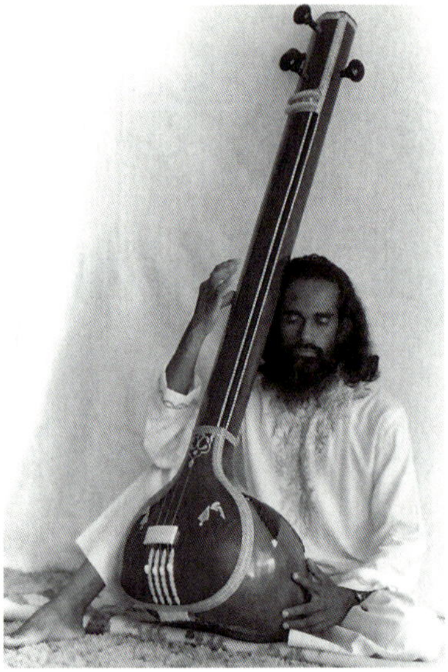

Shri Yogi Hari, geboren am 22.6.1945 in Guyana, ist ein weltweit anerkannter Meister im Hatha-, Raja- und Nada-Yoga; er kommt aus der Sivananda-Linie. 1975 traf er seine Lehrer Swami Vishnu-Devananda und Swami Nada-Brahmanada und widmet seitdem sein Leben ganz dem Yoga.

Yogi Hari lebt derzeit in Florida. Er hat mehr als 30 Musikaufnahmen mit wundervollen Kirtans (gesungene Mantras) und Bhajans (heilige Gesänge) gemacht sowie mehrere Bücher (u.a. einen Kommentar zur Hatha-Yoga-Pradipika, eine der wichtigsten Hindu-Schriften zum Hatha-Yoga) und eine Reihe von Übungsvideos »Yoga at Home« veröffentlicht.

Sampoorna-Yoga, das Yoga der Fülle, ist die Frucht seines fortdauernden Strebens nach Perfektion in Praxis und Lehre.

Om bolo Satguru Sivananda Maharaj ji ki – Jaya.

Dies ist das übliche Grußwort am Ende einer Sivananda-Yogastunde.
Es bedeutet: Gruß dem Wahrheitslehrer Sivananda!

Stufe 3

Diene, liebe, gib, reinige dich, meditiere, und verwirkliche.

Swami Sivananda

Vorwort zu Stufe 3

Herzlich willkommen bei der dritten Stufe. Schön, daß dein Interesse für Yoga geblieben ist. Wenn du diesem Buch gefolgt bist, sollte Yoga mittlerweile ein fester Bestandteil deines Alltags geworden sein, und du konntest sicherlich schon oft sowohl die Vorzüge als auch die wunderbare Energie des Yoga genießen.

Yoga wirkt nicht nur auf den physischen, sondern auch auf den astralen und kausalen Körper. Diese drei unterschiedlichen Schwingungsebenen (von der festen, physischen zur subtilen, feinen, kausalen) werden beim Sampoorna-Hatha-Yoga harmonisiert. Das ist der Grund, wieso man sich nach dem Üben so wohl und entspannt fühlt.
Man kann diese Entwicklung noch unterstützen und beschleunigen, indem man während des Übens in einem positiven Geisteszustand bleibt. Dieses kann man mit der Technik des positiven Denkens erreichen. Sie hat nichts mit dem Aufsetzen einer rosaroten Brille zu tun, sondern beschreibt eine besondere Lebenseinstellung.

Positives Denken

Unser Charakter wird größtenteils von unserer Geisteshaltung bestimmt; unsere Handlungen werden geleitet von unseren Gedanken. Alles, was wir wirklich wollen, können wir erreichen, indem wir unsere Gedanken auf unser Ziel ausrichten und die nötige Anstrengung leisten, d.h., unsere Gedanken können unser Leben sehr positiv beeinflussen.

Unsere Gedanken und Emotionen wirken außerdem wie ein Filter auf unsere Wahrnehmung. Wenn wir traurig und depressiv sind, werden wir nur Negatives um uns herum wahrnehmen, da unser geistiger »Filter« darauf eingestellt ist. Sind wir jedoch fröhlich und gut gelaunt, sehen wir auf einmal die Schönheit um uns herum, und wir begegnen fröhlichen Menschen (und selbst wenn ein anderer nicht so gut gelaunt ist, läßt uns das ziemlich unberührt). Deshalb wirkt es oft so, als ob wir bestimmte Dinge oder Ereignisse anziehen würden. In Wirklichkeit sind diese Dinge immer vorhanden. Der Unterschied liegt in unserer Wahrnehmung, unserem geistiger Filter. Er bestimmt, ob wir die Welt schön erleben oder eben nicht.

Wenn wir negative Gedanken haben, sagen wir z.B.: »Ich werde es nie schaffen, den Schulterstand zu machen.« So programmieren wir uns innerlich auf das »Versagen« und werden tatsächlich mit dieser Stellung immer ein Problem haben. Wohingegen eine positive Einstellung, die sich darin äußert, daß wir sagen: »Ich werde den Schulterstand schon lernen, auch wenn er mir jetzt noch nicht gelingt«, uns motiviert und geistig den Prozeß des Lernens einleitet.

Zusammenfassend könnte man sagen, daß die Technik des positiven Denkens aus 4 Punkten besteht:

- Du mußt das Ziel wirklich erreichen wollen.
- Vertraue darauf, daß du es auch erreichen kannst.
- Suche die positive Seite an diesem Ziel, und konzentriere dich darauf.
- Bleibe bei diesem Weg, und übe regelmäßig.

Jede einzelne Asana (Körperübung) bietet dir neben der Herausforderung, sie einzunehmen, außerdem die Möglichkeit, an einem bestimmten geistigen Aspekt zu arbeiten, so daß du neben der körperlichen Gesundheit auch deine geistige Entwicklung beschleunigen kannst.

Wenn du während des Übens wirklich konzentriert bleibst, wird sich das sehr bald auf dein gesamtes Leben übertragen. Es wird dir immer leichter fallen, die Technik des positiven Denkens im Alltag anzuwenden, und im Laufe der Zeit wirst du ganz natürlich danach handeln.

Ich wünsche dir viel Freunde und Shanti (Frieden) in deinem Leben.

ANMERKUNG

Wie du dir mittlerweile sicherlich vorstellen kannst, sind diese Übungen natürlich nicht das gesamte Wissen des Sampoorna-Hatha-Yoga. Dies ist nur ein Schritt auf dem Weg in die unendlichen Tiefen dieses wundervollen Systems.

Die Sitzhaltung

AUSFÜHRUNG:

Setze dich auf ein Kissen, und kreuze die Beine, **Abb. 1, 2**. Oder bringe einen Fuß auf den Oberschenkel des anderen Beins, in den sogenannten halben Lotussitz, **Abb. 3**.

Die Wirbelsäule ist gerade, der Kopf entspannt. Die Hände liegen auf den Knien, Daumen und Zeigefinger bilden einen Kreis (Chin-Mudra).

WIRKUNG:

Das aufrechte Sitzen erhöht den Fluß der Energie in der Wirbelsäule und im Gehirn, dadurch wird der Geist ruhiger. Je ruhiger der Geist ist, desto zufriedener und glücklicher sind wir.

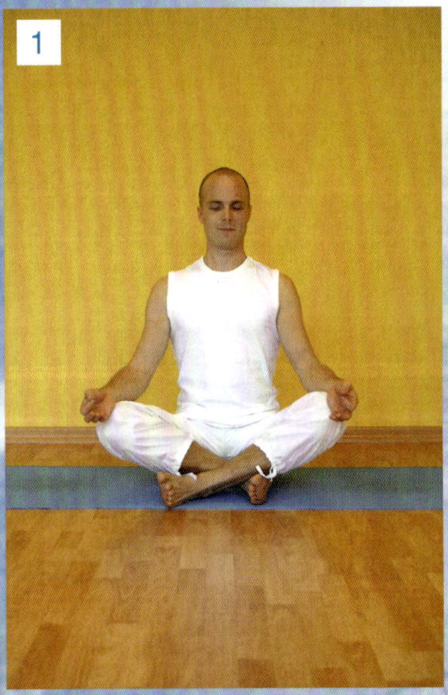

Schneidersitz

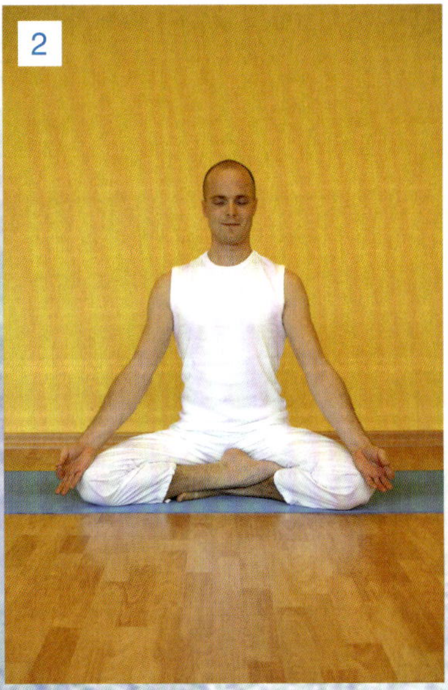

Stellung der Meister

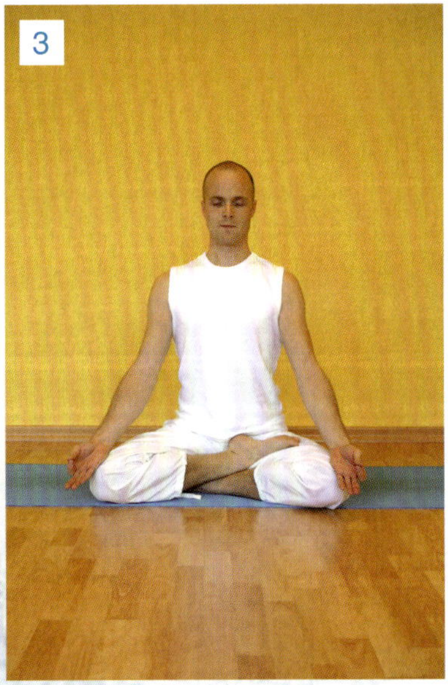

Halber Lotussitz

Die Wechselatmung (Anuloma Viloma)

AUSFÜHRUNG:

Lege Zeige- und Mittelfinger der rechten Hand in das Handinnere (Vishnu-Mudra), **Abb. 1**. Dann bringe den rechten Daumen an den rechten Nasenflügel.

Verschließe die rechte Nasenseite, und atme links 5 Sekunden lang ein. Stelle dir dabei vor, daß du Licht und positive Energie einatmest, **Abb. 2**.

WIRKUNG:

Diese Art des Visualisierens hilft, Körper und Geist in einen positiven Zustand zu versetzen, und lädt dich mit frischer Energie auf.

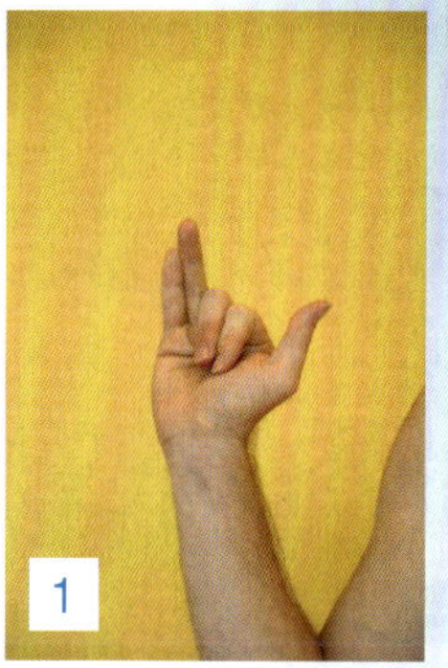
1

Verschließe auch den linken Nasenflügel (mit dem Ringfinger), halte den Atem für 20 Sekunden an. Stelle dir dabei vor, daß du das Licht und die Energie durch den ganzen Körper verteilst, bis sie aus dir herausstrahlen, **Abb. 3**.

Löse den Daumen, und atme rechts 10 Sekunden lang aus. Stelle dir dabei vor, daß du verbrauchte Energie, Müdigkeit und geistige sowie emotionale Unreinheiten ausatmest, **Abb. 4**.

Dann folgt das Ganze umgekehrt. Rechts ein, halten, links aus. Beides zusammen ist eine Runde.

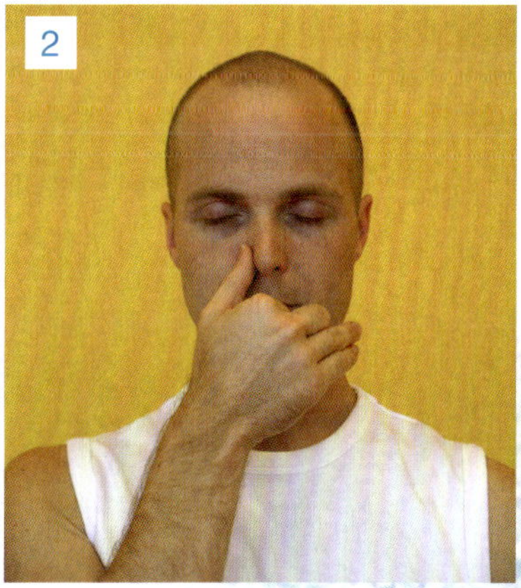
2

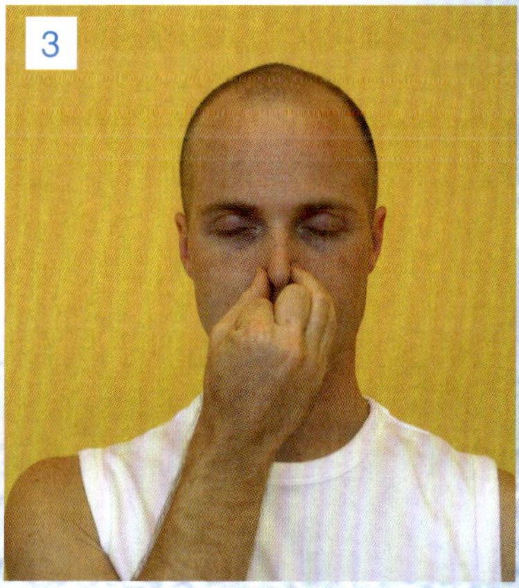
3

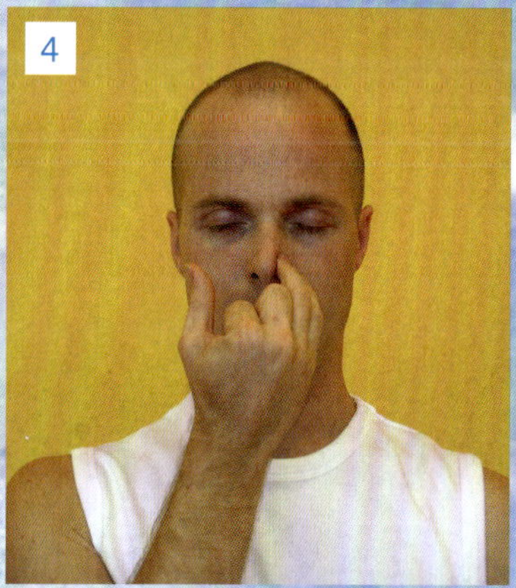
4

Der Sonnengruß (Surya Namaskar)

Ausführung:
Schließe die Beine, und verteile das Gewicht gleichmäßig auf beide Füße. Spanne die Oberschenkel und das Gesäß an, halte den Rücken gerade, Arme und Schultern entspannt, Kinn parallel zum Boden. Du kennst diese Stellung bereits – Tadasana, die Bergstellung. (Abb. 1)

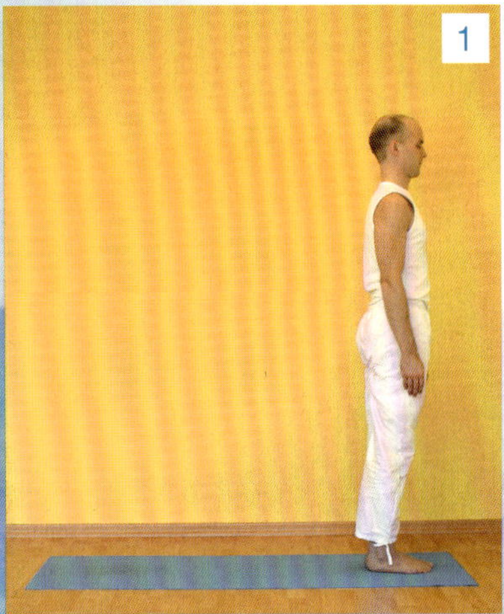

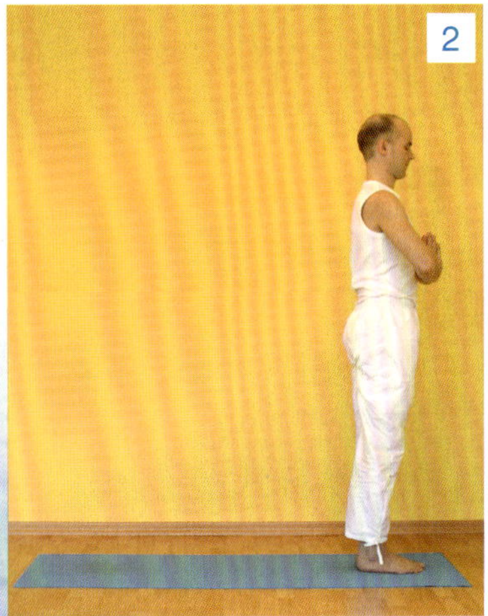

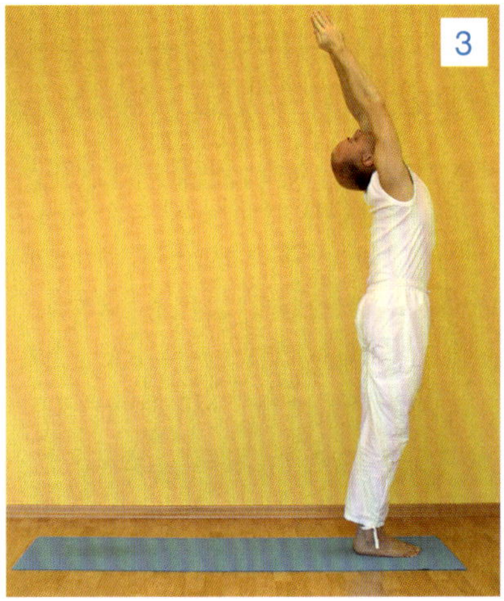

Presse die Handflächen vor der Brust zusammen, und ziehe die Handgelenke nach unten. Spüre die Dehnung in den Handgelenken, **Abb. 2**.

Strecke die Arme so weit wie möglich nach oben, ohne die Hände voneinander zu lösen. Laß den Kopf in den Nacken sinken, der Blick geht zu den Daumen. Beuge dich aus der Brustwirbelsäule zurück, ohne die Hüfte zu bewegen, **Abb. 3**.

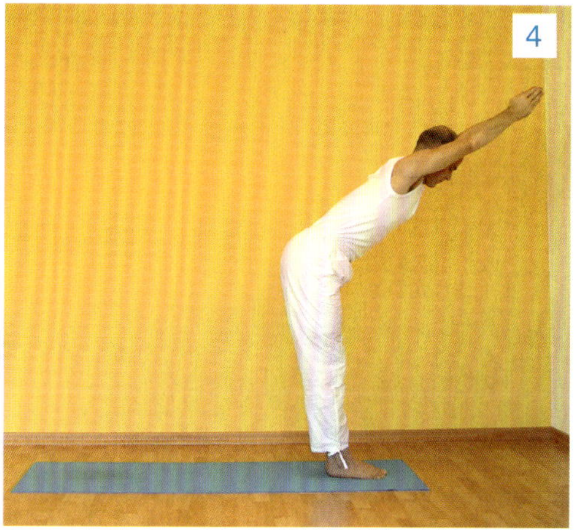

Beuge dich aus der Hüfte nach vorn, **Abb. 4**, und ...

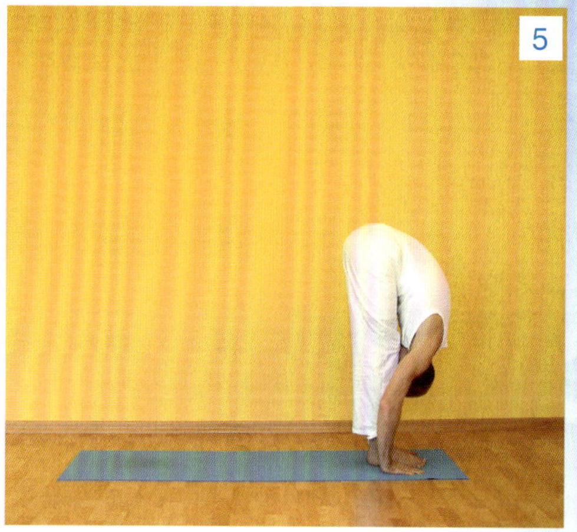

... stelle die Hände neben die Füße, so daß Fingerspitzen und Zehen eine Linie bilden. Die Knie sind gestreckt, der Kopf geht zu den Knien, **Abb. 5**.

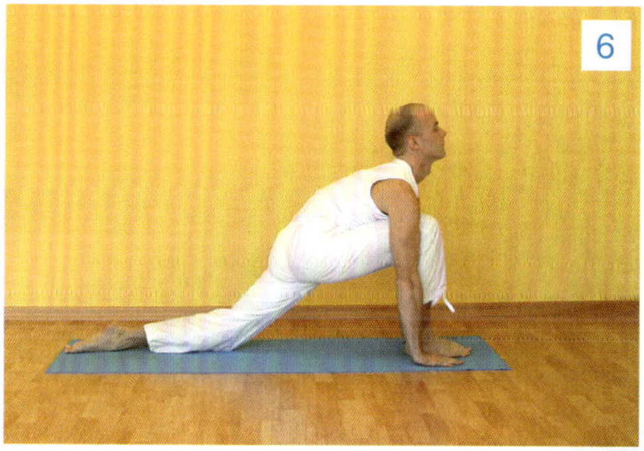

Bringe den rechten Fuß so weit wie möglich nach hinten, das rechte Knie ist am Boden, der Kopf geht in den Nacken, **Abb. 6**.

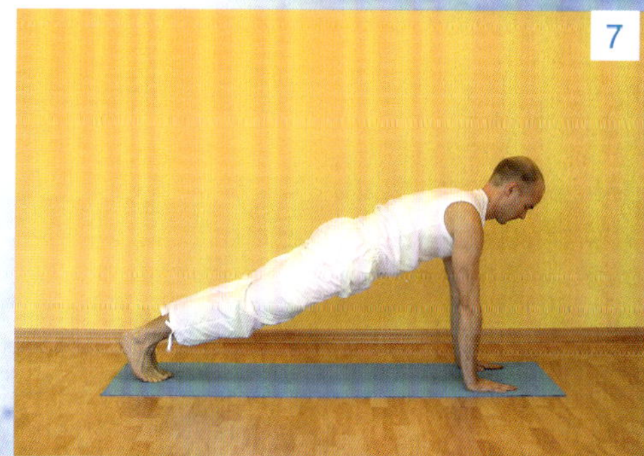

Stelle den linken Fuß dazu, so daß der ganze Körper eine gerade Linie bildet, **Abb. 7**.

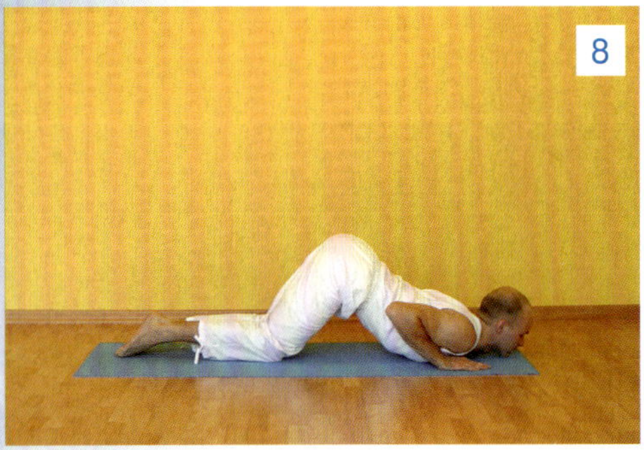
8

Senke Knie, Brust und Kinn zum Boden, **Abb. 8**.

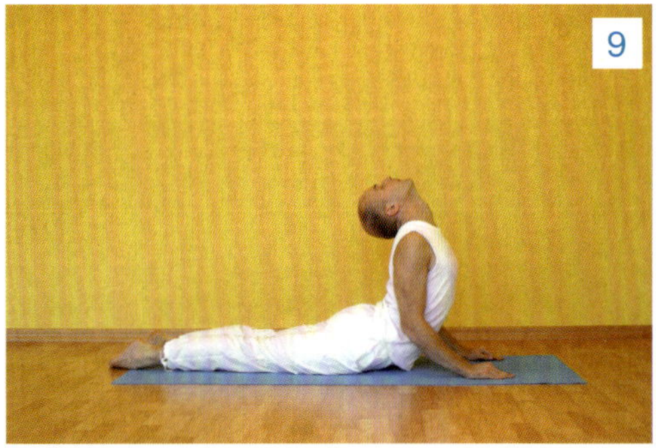
9

Gleite vorwärts auf den Bauch, und rolle den Kopf in den Nacken. Gib etwas Druck auf die Hände, und hebe den Brustkorb leicht an. Die Füße sind auf dem Boden ausgestreckt. Dies ist die Kobra, Abb. 9.

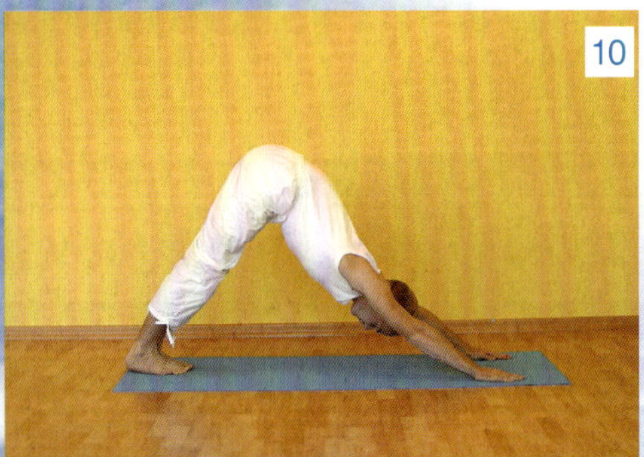
10

Schiebe das Gesäß in die Höhe, die Beine sind gestreckt. Presse die Fersen zum Boden, Arme und Oberkörper bilden eine Linie. Das ist das umgekehrte V, **Abb. 10**.

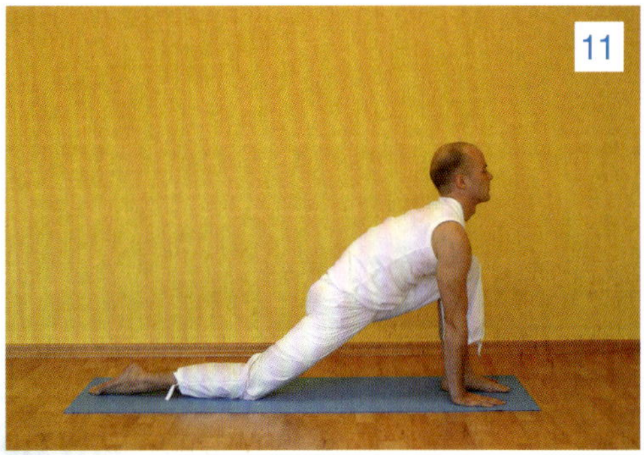
11

Bringe den rechten Fuß nach vorn zwischen die Hände, das linke Knie zum Boden und den Kopf in den Nacken, **Abb. 11**.

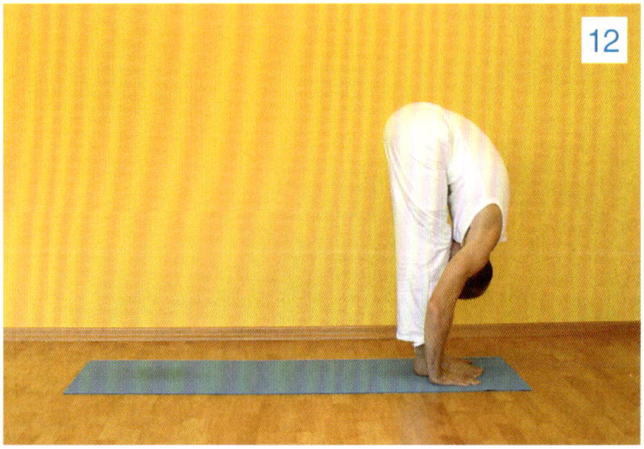

Stelle den linken Fuß neben den rechten, der Kopf geht zu den Knien, **Abb. 12**.

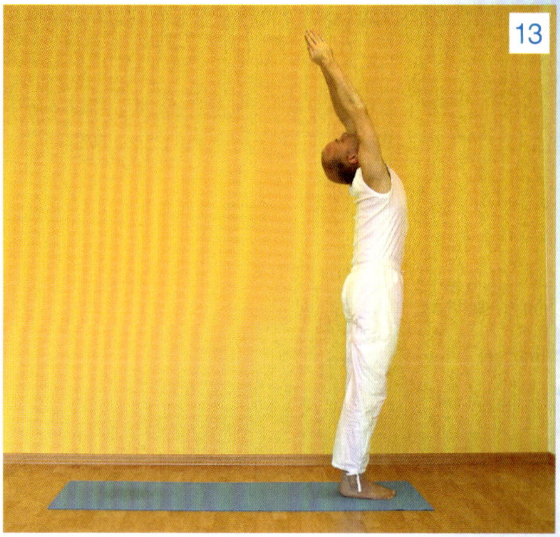

Komme hoch, strecke die Arme über den Kopf, die Handflächen aufeinander. Der Blick geht zu den Daumen. Beuge dich aus der Brustwirbelsäule nach hinten, ohne die Hüfte zu bewegen, **Abb. 13**.
Senke die Arme ab, **Abb. 1**, S. 70.

Die Bauchübung

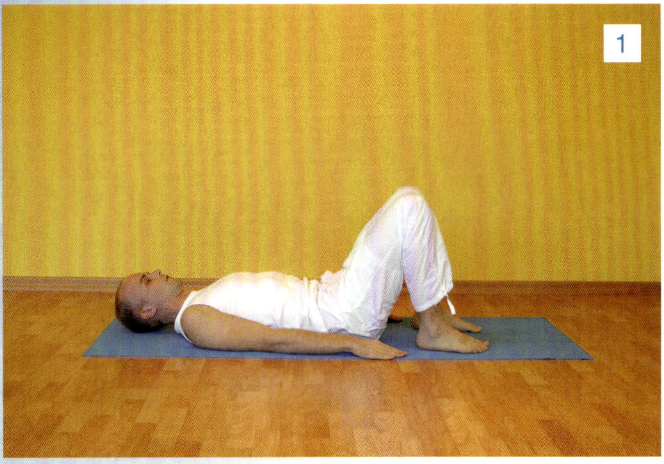

AUSFÜHRUNG:

Lege dich auf den Rücken. Die Füße sind aufgestellt, die Arme liegen am Körper, Handflächen nach unten, **Abb. 1**.

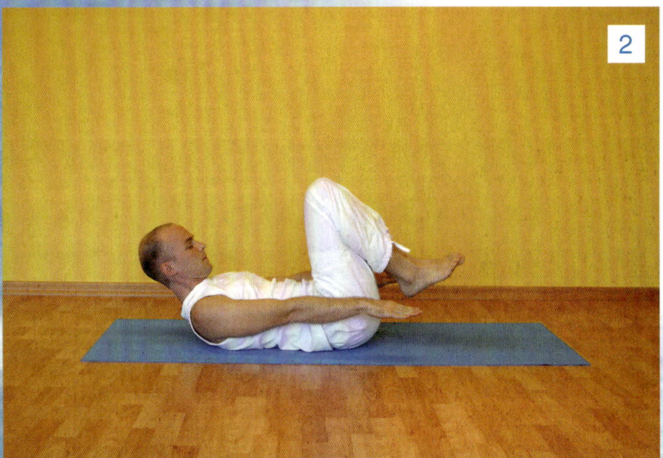

Hebe Arme, Beine und den Kopf vom Boden hoch, und halte diese Stellung für ca. 40 Sekunden, **Abb. 2**.

WIRKUNG:

Die Bauchmuskulatur wird gekräftigt, und das Verdauungsfeuer wird angeregt, wodurch der Körper die Nahrung leichter verwerten kann und mehr Energie bekommt.

Der Schulterstand (Sarvangasana)

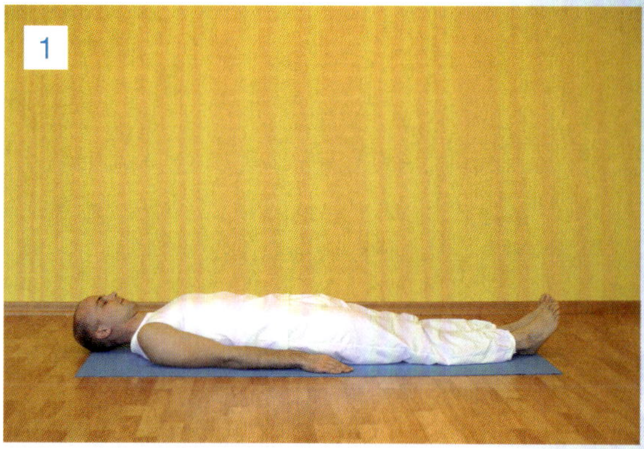

AUSFÜHRUNG:

Die Beine sind geschlossen, die Arme liegen am Körper, Handflächen nach unten, **Abb. 1**.

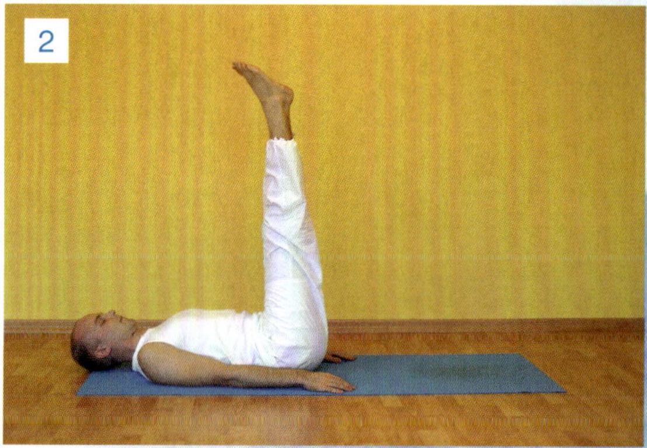

Hebe beide Beine gestreckt nach oben, **Abb. 2**.

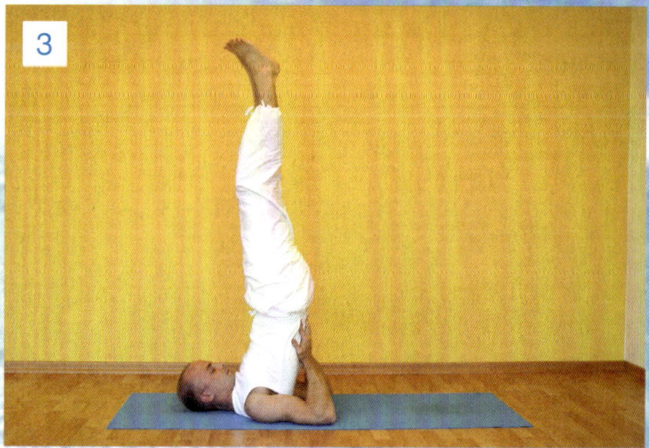

Hebe auch das Becken, und unterstütze den Rücken mit den Händen. Der Kopf bleibt in der Mitte, das Gesicht zeigt zur Decke, **Abb. 3**.

WIRKUNG:

Der Schulterstand ist die Stellung der Ganzheit. Körperlich und geistig werden alle Teile vereint und harmonisiert.

Von hier aus geht es gleich weiter zur nächsten Übung:

Der Pflug (Halasana)

AUSFÜHRUNG:

Senke aus dem Schulterstand das rechte Bein gestreckt über den Kopf, wobei das Bein gerade bleibt und die Zehen zum Kopf zeigen, **Abb. 1**.

Wenn du es schaffst, bringe den Fuß zum Boden. Wichtiger ist jedoch, daß das Bein gestreckt bleibt, **Abb. 2**. Hebe das rechte Bein. Nun folgt das linke Bein.

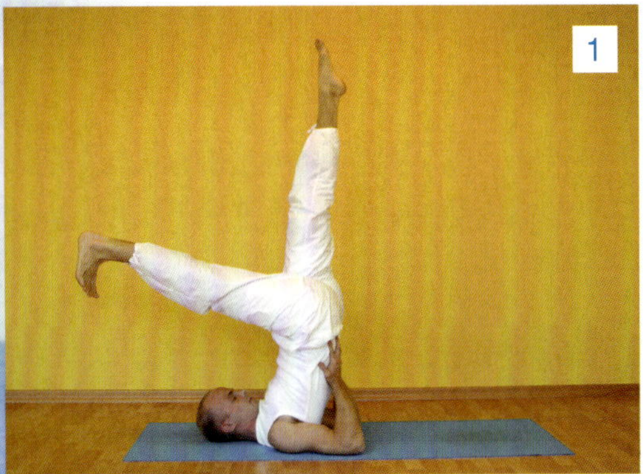

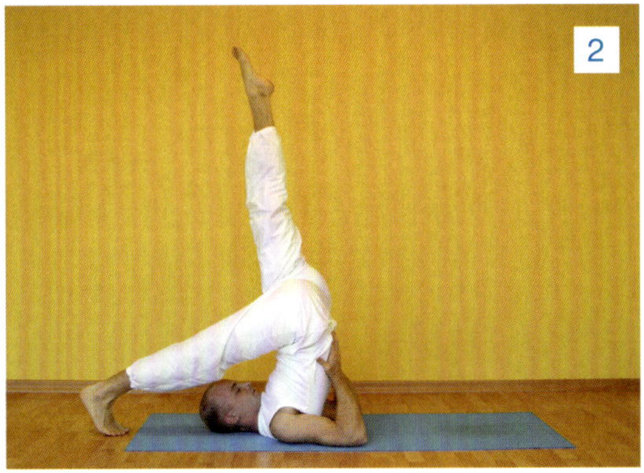

Senke beide Beine gleichzeitig über den Kopf, wobei die Knie gestreckt bleiben und die Zehen zum Kopf zeigen, **Abb. 3**.

Wenn du kannst, bringe beide Füße mit gestreckten Beinen zum Boden und strecke die Arme auf dem Boden aus, **Abb. 4**.

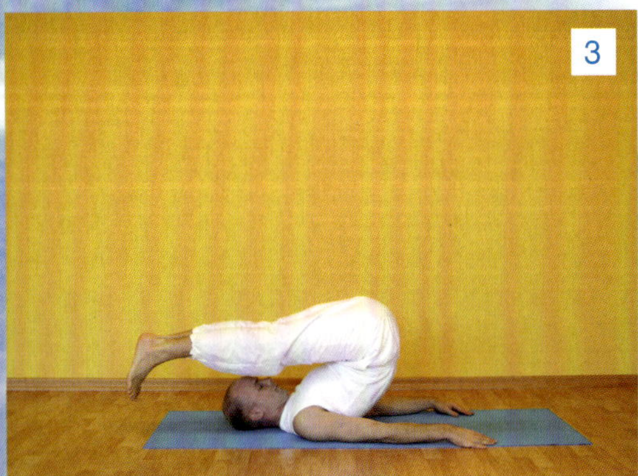

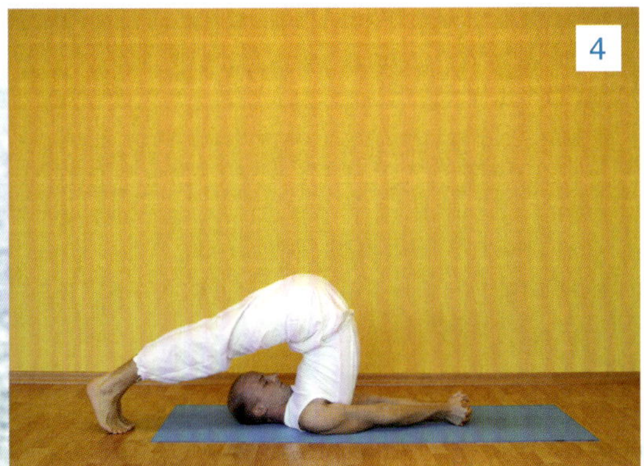

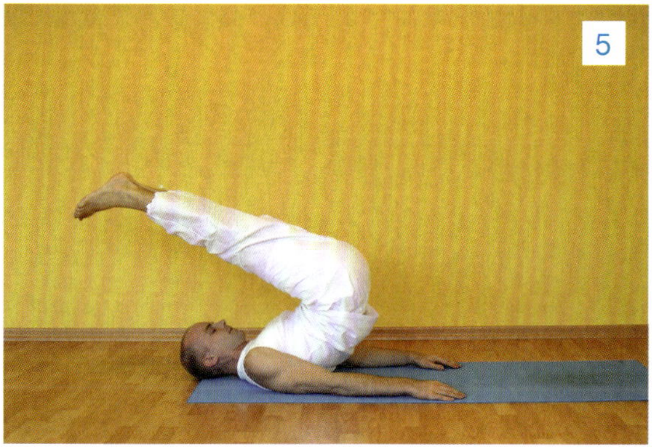

Lege die Arme auf den Boden, **Abb. 5**, und ...

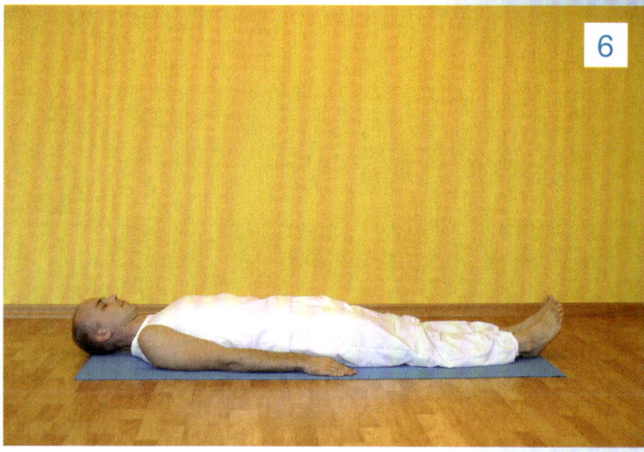

... rolle dich Wirbel für Wirbel aus der Stellung. Entspanne, **Abb. 6**.

WIRKUNG:

Die gesamte Rückseite des Körpers wird gestreckt. In dieser Stellung kannst du das Feld deines Geistes bestellen und gute Ideen säen.

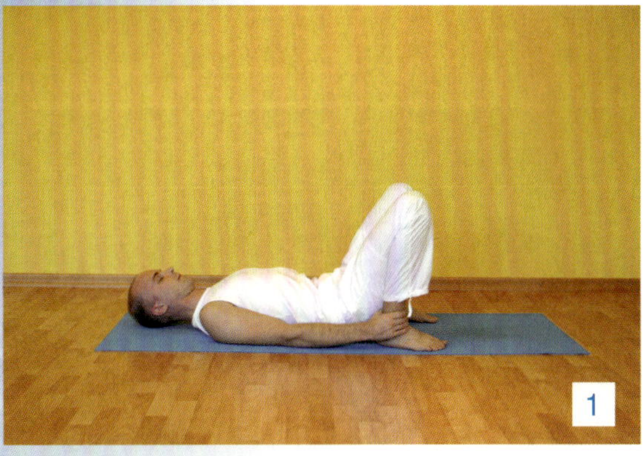

1

Das halbe Rad (Ardha Chakrasana)

AUSFÜHRUNG:

Stelle die Füße auf, und greife die Fußgelenke, **Abb. 1**.

Schiebe das Becken so hoch wie möglich, spanne hierbei das Gesäß an, und unterstütze so den unteren Rücken. Verweile in dieser Stellung für ca. 1 Minute, **Abb. 2, 3.**

Senke das Becken, bringe die Oberschenkel zum Brustkorb. Umfasse die Beine, und bringe den Kopf zu den Knien, **Abb. 4**.

WIRKUNG:

Diese Stellung hilft dir, dich Neuem zu öffnen.

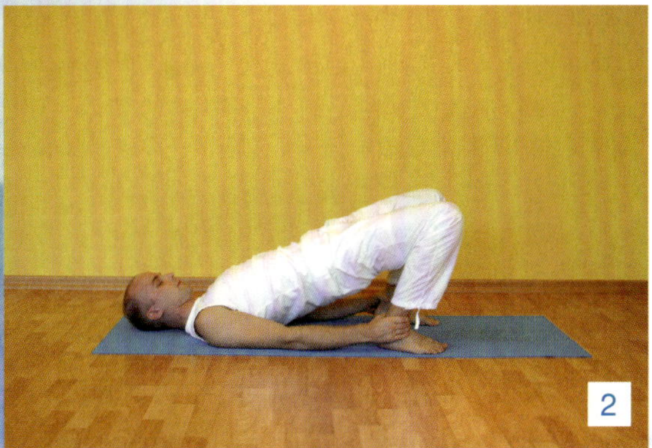

2

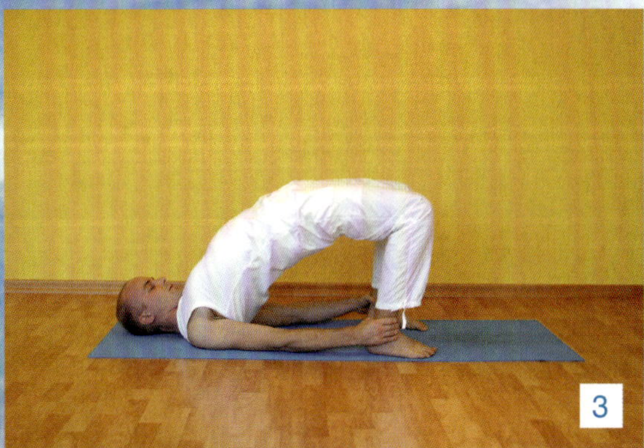

3

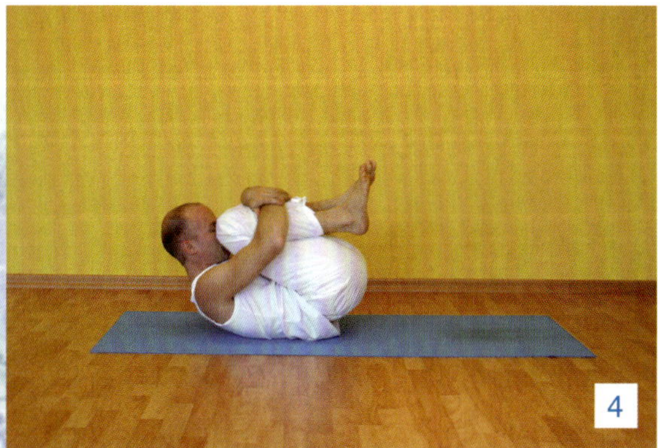

4

Die Vorwärtsbeuge (Paschimottanasana)

AUSFÜHRUNG:

Setze dich auf, wobei die Beine gestreckt sind, und ziehe die Zehen zum Kopf. Strecke die Arme über den Kopf, und richte so die Wirbelsäule auf, **Abb. 1**.

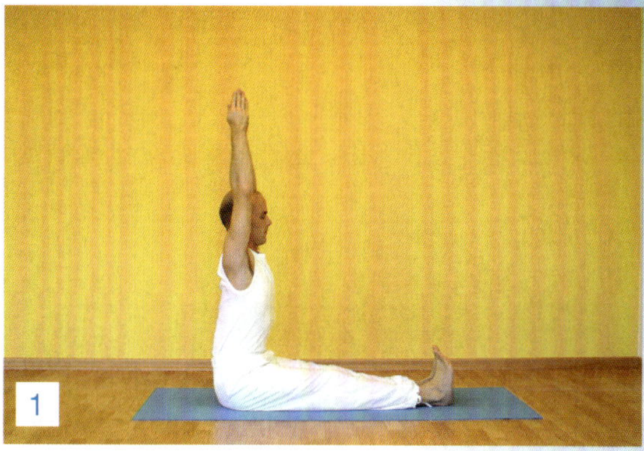

Beuge dich aus der Hüfte nach vorn, **Abb. 2**.

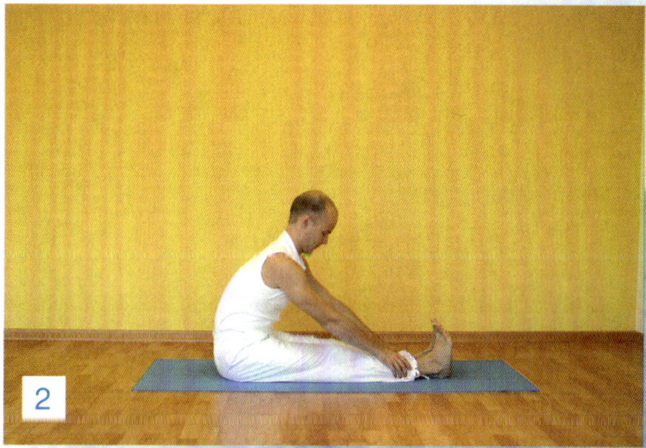

Greife die Außenseite der Füße, und bringe den Oberkörper auf die Oberschenkel. Die Knie bleiben gestreckt, die Zehen zeigen zum Kopf. Halte diese Stellung 2 bis 3 Minuten. (Abb. 3)

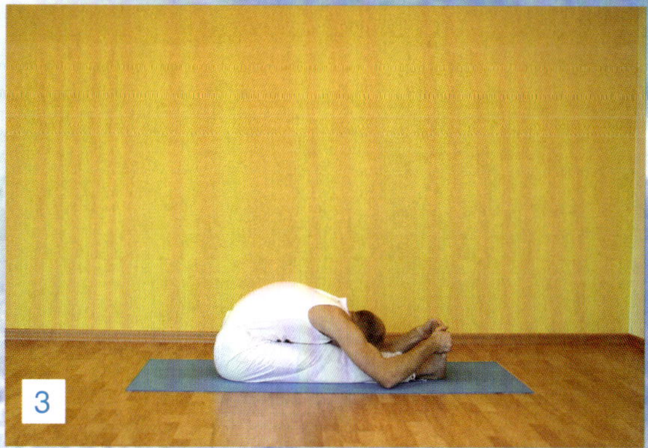

WIRKUNG:

Paschimotanasana hilft dir, Hingabe zu entwickeln und Vertrauen in das göttliche, höhere Selbst zu bekommen.

Die schiefe Ebene

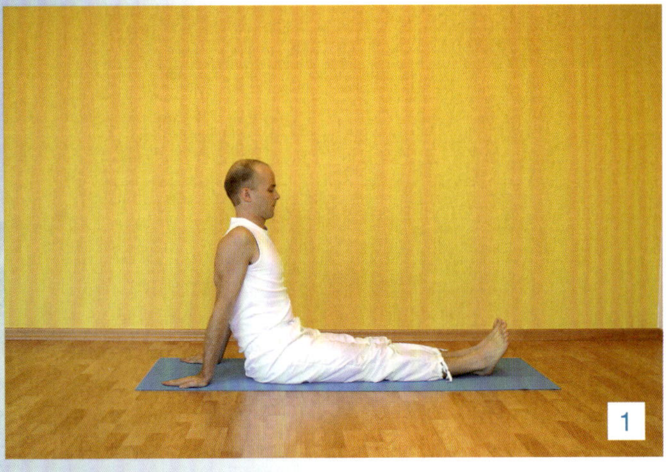

AUSFÜHRUNG:

Stelle die Hände hinter dem Rücken auf den Boden, die Fingerspitzen zeigen nach hinten, **ABB. 1**, der Kopf geht in den Nacken.

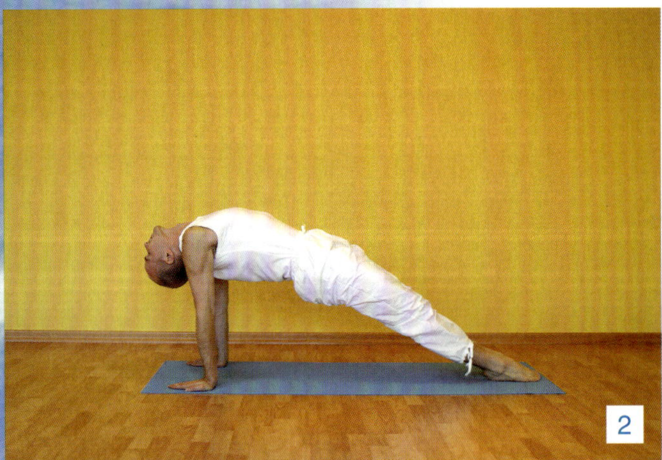

Schiebe das Becken so weit wie möglich nach oben, die Beine bleiben gestreckt, die Füße stehen flach auf dem Boden, **ABB. 2**. Halte die Stellung für ca. 30 Sekunden.

WIRKUNG:

Diese Stellung hilft dir, »Rückgrat« zu bewahren.

Der Schmetterling

AUSFÜHRUNG:

Bringe die Fußsohlen aufeinander, und umfasse die Füße mit den Händen, **Abb. 1**.

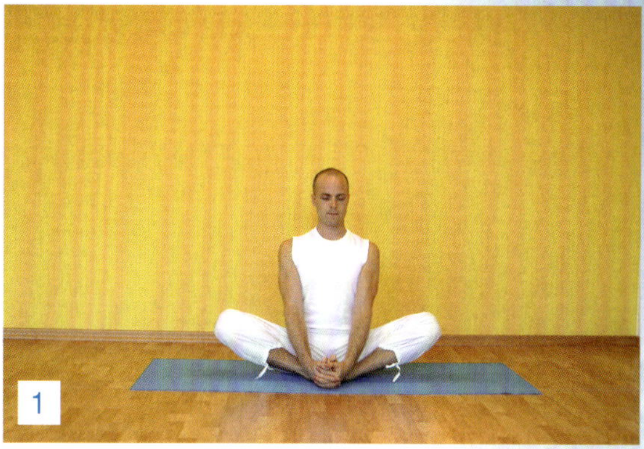

Bewege die Beine auf, **Abb. 2**, ...

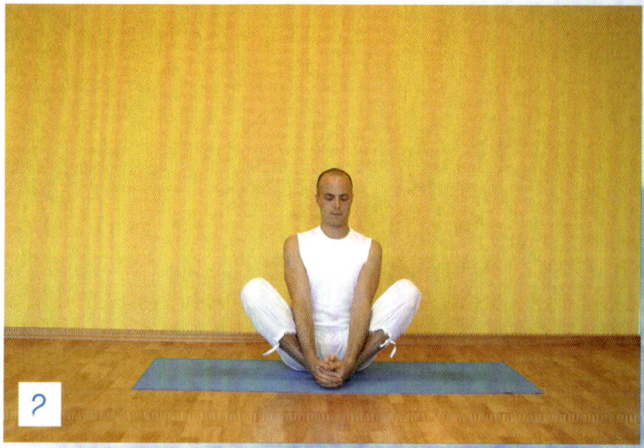

... und ab wie die Flügel eines Schmetterlings, **Abb. 3**.

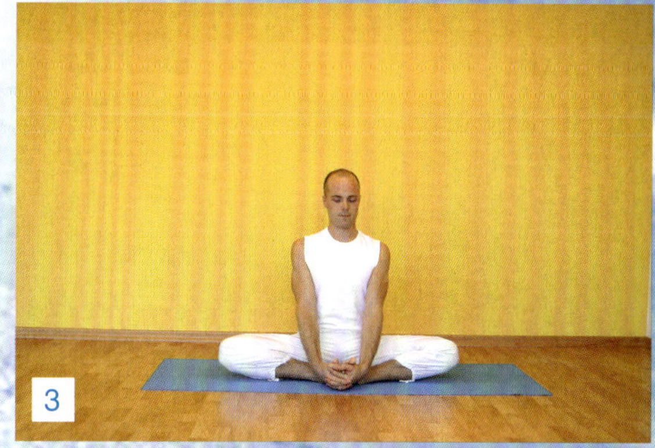

WIRKUNG:

Die Hüften werden gedehnt. Dies ist der einfachste Weg, fliegen zu lernen, du mußt nur schnell genug sein ...

Die Kobra (Bhujangasana)

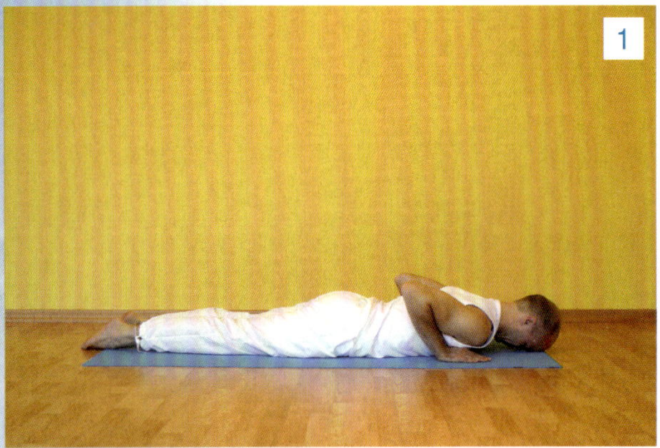

AUSFÜHRUNG:

Lege dich auf den Bauch, die Stirn ruht auf dem Boden. Die Hände sind in Höhe des Brustbeins aufgestellt, die Arme in Kontakt zum Brustkorb, **Abb. 1**.

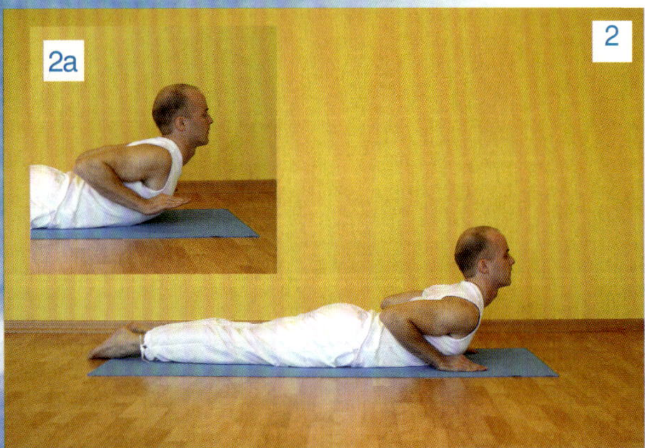

Rolle den Kopf in den Nacken, und hebe den Brustkorb leicht von der Matte, **Abb. 2**. Es ist noch kein Gewicht auf den Händen, nur die Rückenmuskulatur ist aktiv, **Abb. 2a**.

Nun gib etwas Druck auf die Hände, und richte den Rücken weiter auf, Abb. 3.

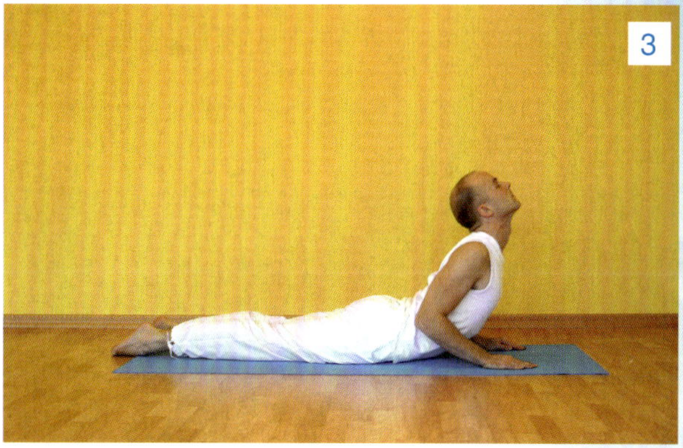
3

Drücke dabei die Hände in den Boden und ziehe sie nach hinten, ohne sie wirklich zu bewegen. Dadurch schiebt sich das Brustbein nach vorn und der obere Rücken wird gebeugt. Die Arme bleiben am Körper, die Ellbogen gebeugt. Die Schultern schieben sich nach hinten und unten, weg von den Ohren. Der Blick geht bei geschlossenen Augen zur Stirn, Abb. 4.

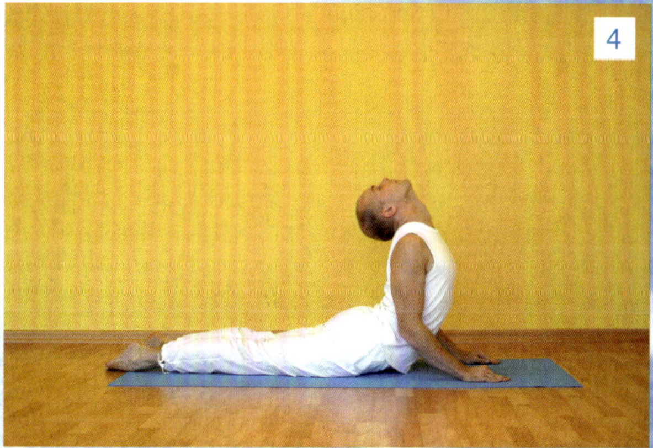
4

Rolle aus der Stellung.

WIRKUNG:

Die Kobra verkörpert das Streben nach höheren Idealen. Im Kontakt mit dem Boden streckt man sich so zum Himmel.

Der Bogen (Dhanurasana)

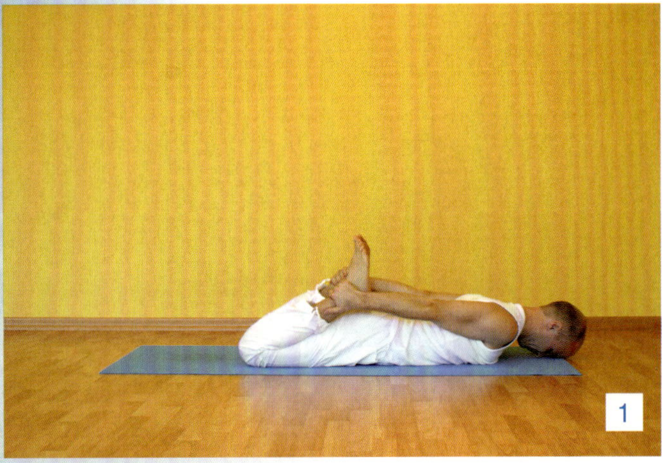

AUSFÜHRUNG:

Winkle die Unterschenkel an, und greife die Fußgelenke, **Abb. 1**.

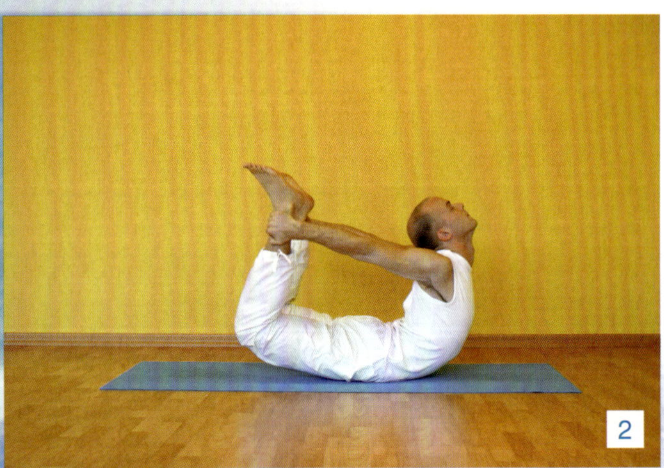

Drücke deine Beine nach hinten und oben, und ziehe dadurch den Oberkörper vom Boden hoch. Der Kopf geht in den Nacken, der Blick bei geschlossenen Augen zur Decke, **Abb. 2**.

Rolle dich aus der Stellung.

WIRKUNG:

Dhanurasana kräftigt den gesamten Rücken. In dieser Stellung kannst du deine Ziele klar definieren.

Die Kindhaltung

AUSFÜHRUNG:

Lege die Hände unter die Schultern, und drücke dich zurück auf die Fersen, **Abb.** 1.

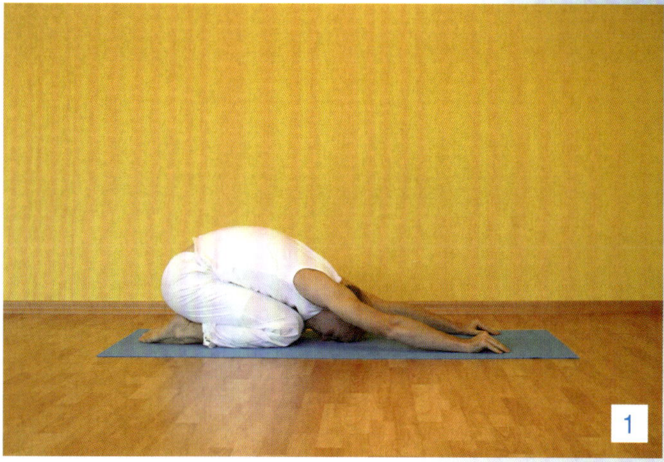

1

Lege die Arme neben den Körper, die Stirn ruht auf dem Boden. Verweile in dieser Stellung für 2 bis 3 Atemzüge, **Abb. 2**.

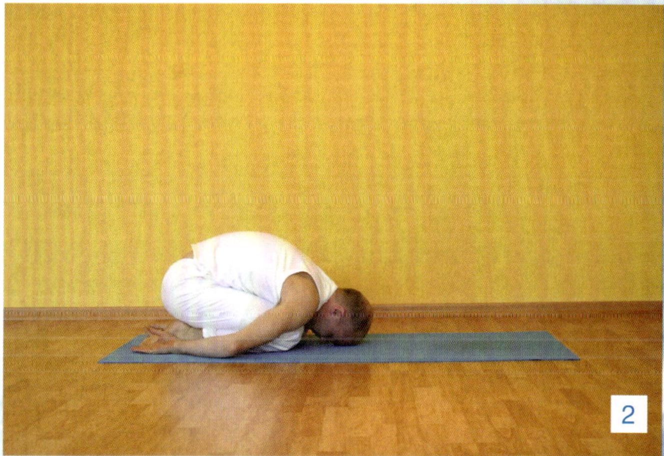

2

WIRKUNG:

Fühle die Geborgenheit, wie im Mutterschoß.

Der Drehsitz (Ardha Matsendrasana)

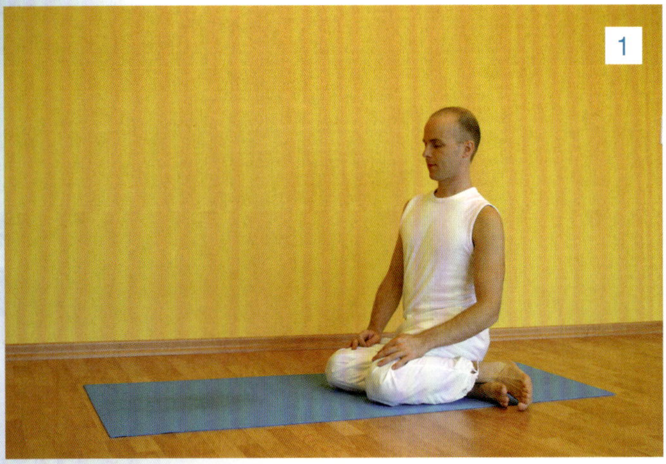

AUSFÜHRUNG:

Setze dich rechts neben die Fersen, **Abb. 1**.

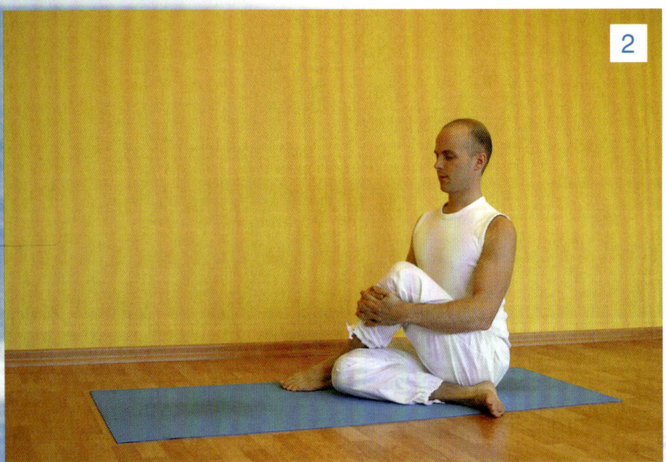

Bringe den linken Fuß über das rechte Bein, so daß der Fuß am Boden steht. Die Wirbelsäule ist ganz gerade, **Abb. 2**.

Bringe den rechten Arm über das linke Knie, **Abb. 3**, ...

3

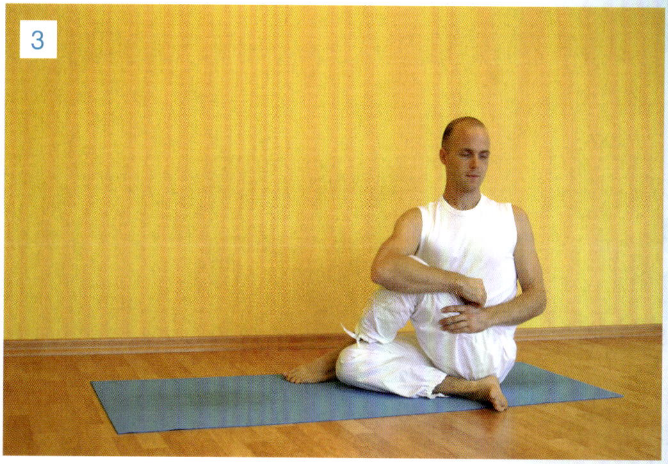

... und stelle die linke Hand hinter den Rücken. Die Wirbelsäule bleibt aufrecht, der Kopf schaut über die linke Schulter nach hinten, **Abb. 4**.

4

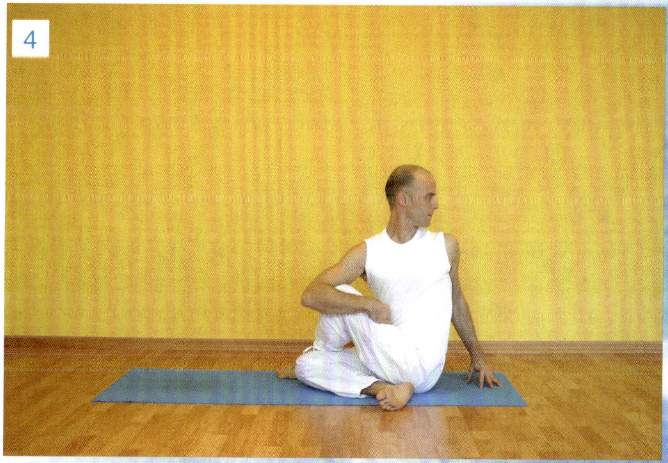

Mit jeder Einatmung kannst du die Wirbelsäule weiter nach oben strecken, mit jeder Ausatmung kannst du dich weiter in die Stellung drehen.

Nun folgt die andere Seite.

WIRKUNG:

Du lernst, zurückzuschauen, ohne dich zu beugen, deine Vergangenheit zu akzeptieren und aus ihr zu lernen.

Die Vorwärtsbeuge im Stehen (Padahasthasana)

AUSFÜHRUNG:

Schließe die Beine, und strecke die Arme über den Kopf, **Abb. 1**.

Beuge dich aus der Hüfte nach vorn, **Abb. 2**, ...,

und greife die Beine oder Fußgelenke. Ziehe den Oberkörper zu den Beinen, die Knie bleiben gestreckt, **Abb. 3**.

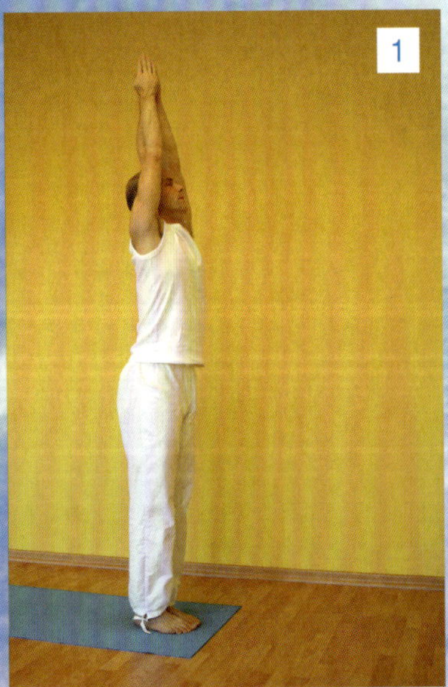

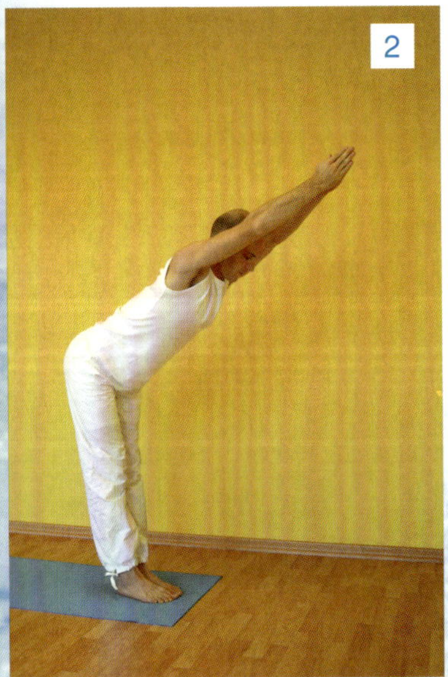

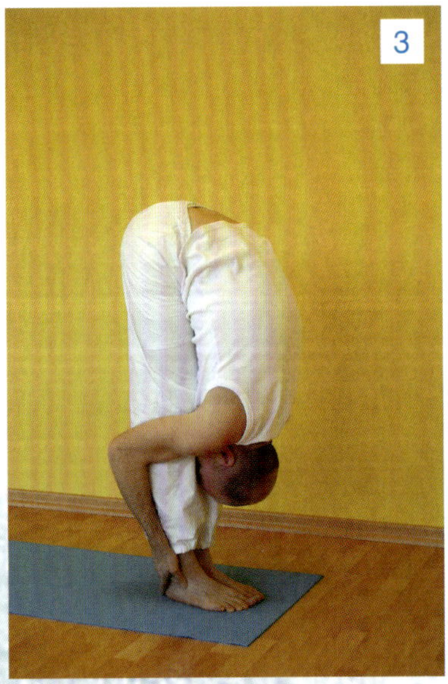

Die Endentspannung

AUSFÜHRUNG:

Lege dich auf den Rücken, die Füße etwas mehr als hüftbreit auseinander, locker nach außen fallend. Die Arme liegen ca. 30 cm vom Körper entfernt, die Handflächen zeigen nach oben. Der Körper liegt symmetrisch, regungslos, **ABB. 1**.

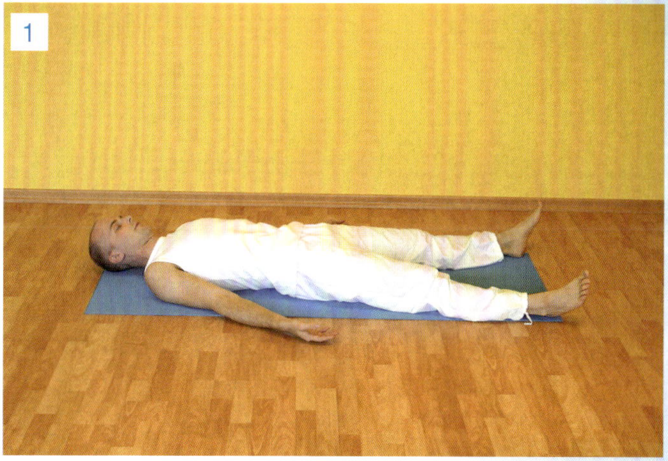

Um die Muskulatur richtig zu entspannen, spannst du jeden Teil des Körpers einzeln an, hebst ihn ein paar Zentimeter an und läßt ihn dann bewußt fallen. Das Fallenlassen aus dieser geringen Höhe bringt durch die Erschütterung eine zusätzliche Entspannung!

Hebe das rechte Bein ein paar Zentimeter hoch, und spanne es an. Fallen lassen.
Dann folgt das gleiche mit dem linken Bein, **ABB. 2, 3**.

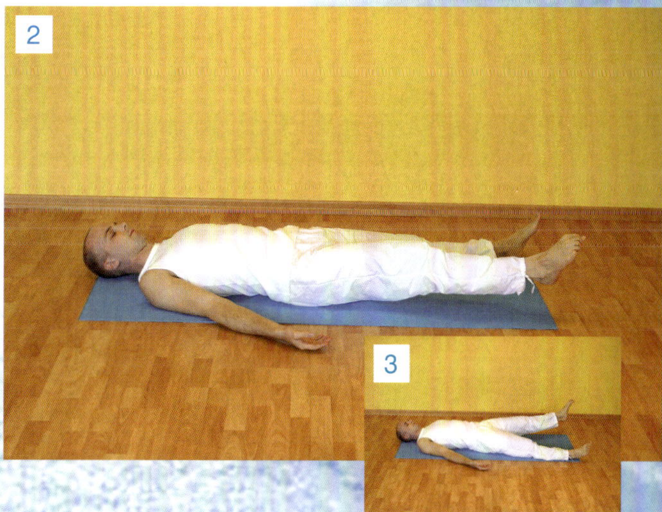

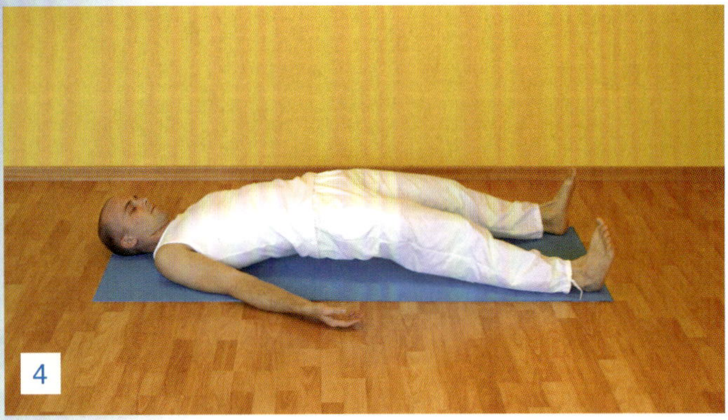

Spanne das Gesäß an, drücke die Hüfte vom Boden hoch, **Abb. 4**. Fallen lassen.

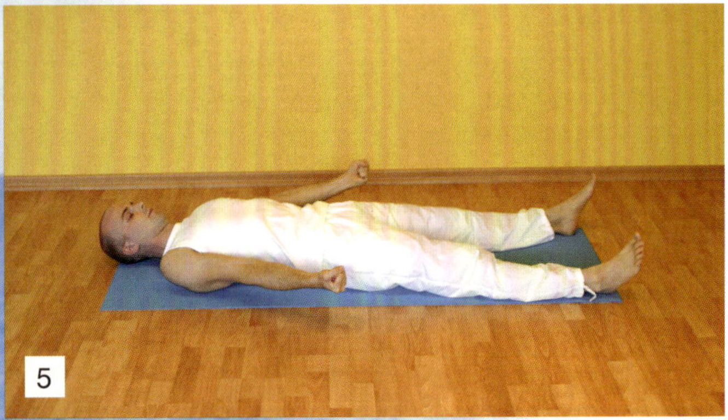

Hebe beide Arme an, mache Fäuste, spanne sie an, **Abb. 5**.

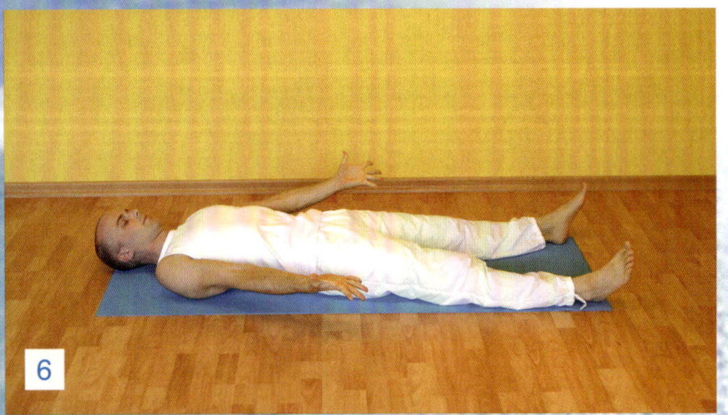

Spreize die Finger auseinander. Fallen lassen, **Abb. 6**.

Ziehe die Schultern zu den Ohren hoch, Abb. 7.

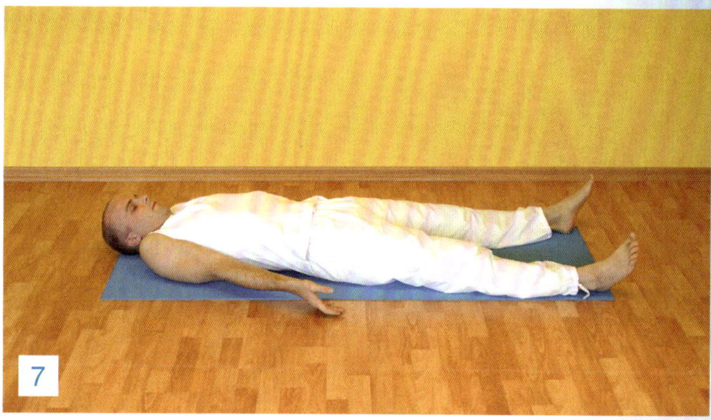

Schiebe Hände und Schultern so weit wie möglich zu den Füßen, Abb. 8. Entspannen.

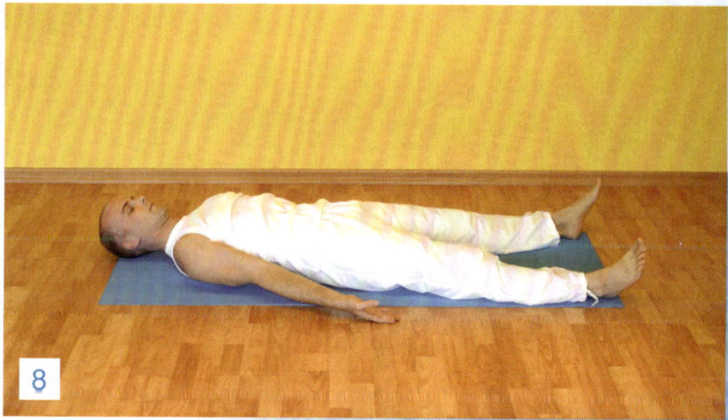

Rolle den Kopf erst nach rechts, Abb. 9, dann nach links, Abb. 10, und zurück zur Mitte. Entspannen.

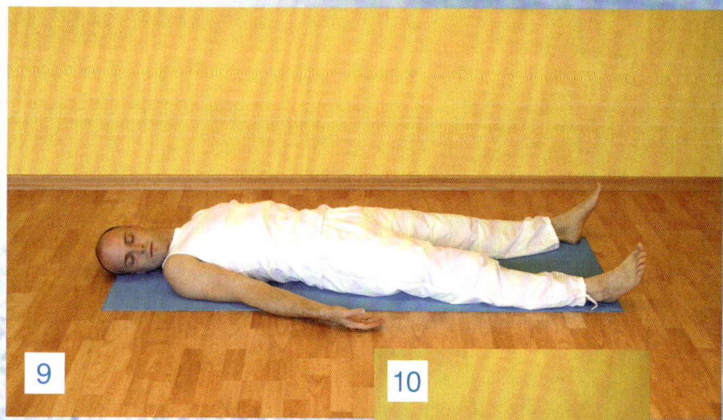

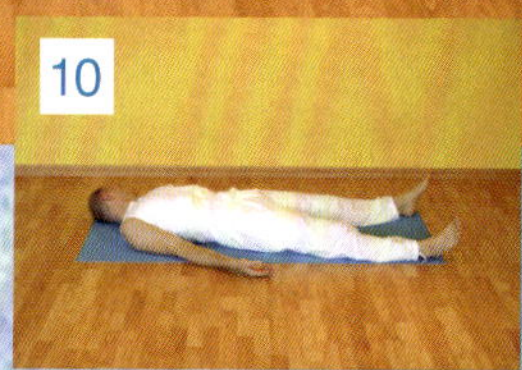

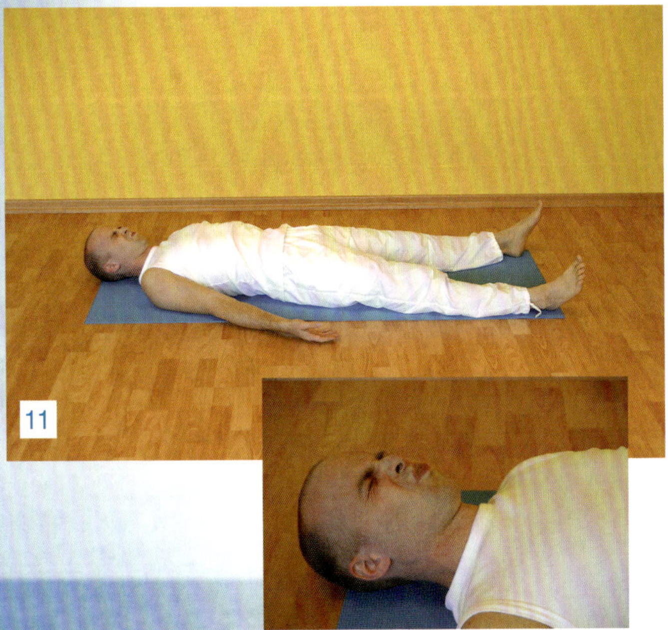
11

Ziehe die Gesichtsmuskulatur zur Nase, spanne sie an, **Abb. 11**. Entspannen.

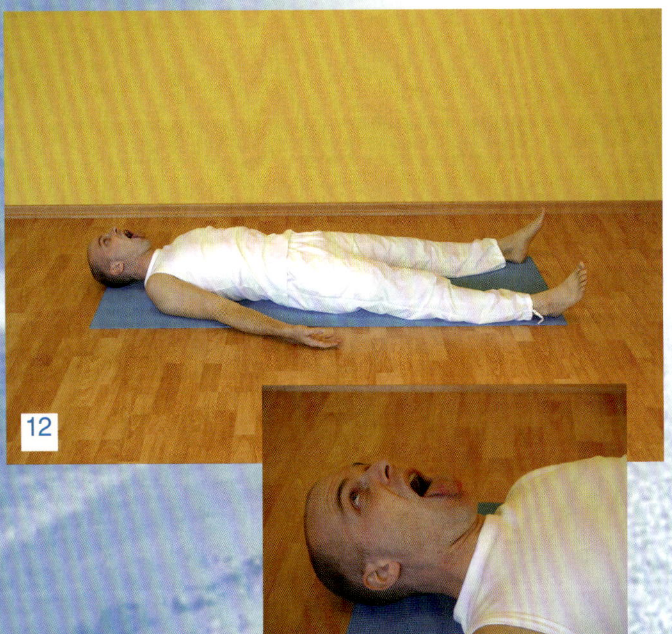
12

Öffne den Mund, strecke die Zunge weit hinaus, und schaue so weit wie möglich nach hinten. Entspannen. (Abb. 12)

Friedensgebet des heiligen Franziskus

Herr, mach mich zum Werkzeug Deines Friedens,
daß ich liebe, wo man sich haßt;
daß ich verzeihe, wo man beleidigt;
daß ich verbinde, wo Streit ist;
daß ich die Wahrheit sage, wo Irrtum ist;
daß ich den Glauben bringe, wo Zweifel droht;
daß ich Hoffnung wecke, wo Verzweiflung quält;
daß ich Licht entzünde, wo Finsternis regiert;
daß ich Freude bringe, wo der Kummer wohnt.

Herr, laß mich trachten,
nicht, daß ich getröstet werde, sondern daß ich tröste;
nicht, daß ich verstanden werde, sondern daß ich verstehe;
nicht, daß ich geliebt werde, sondern daß ich liebe.

Denn wer sich hingibt, der empfängt;
wer sich selbst vergißt, der findet;
wer verzeiht, dem wird verziehen;
und wer stirbt, der erwacht zu ewigem Leben.

Amen

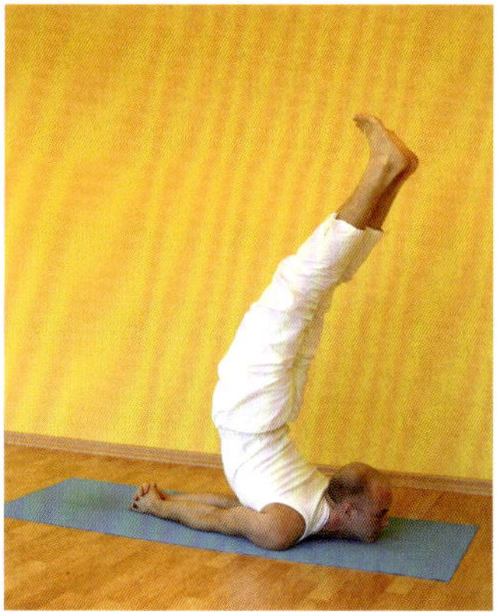

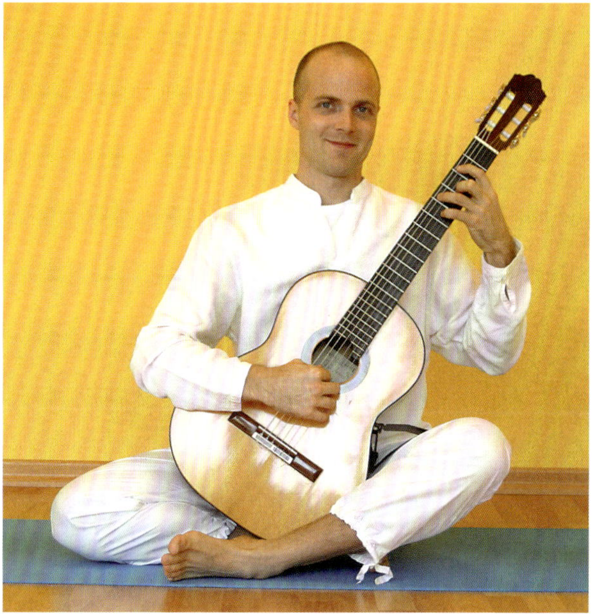

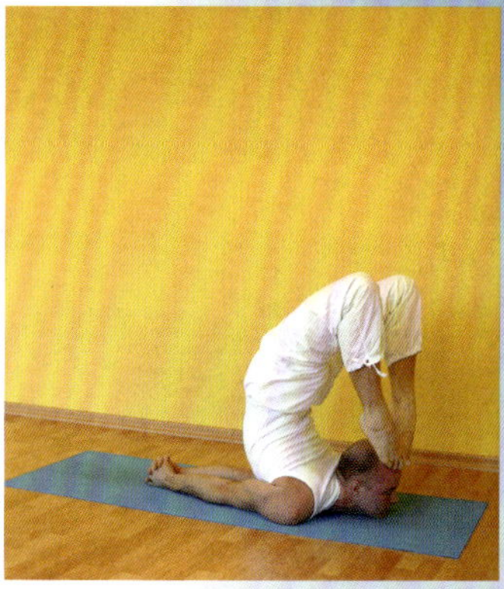

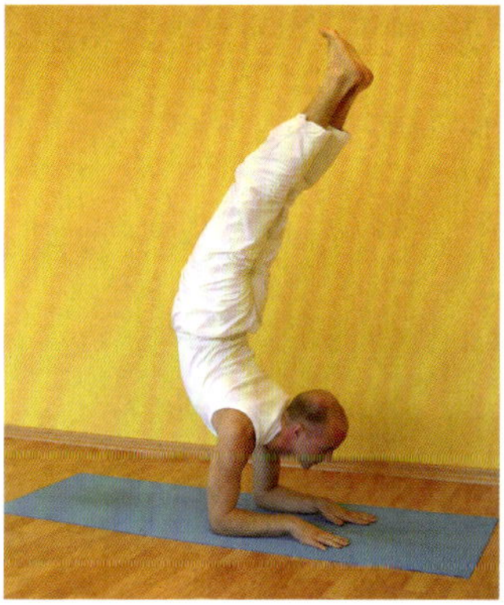

Brahmadev Marcel Anders-Hoepgen

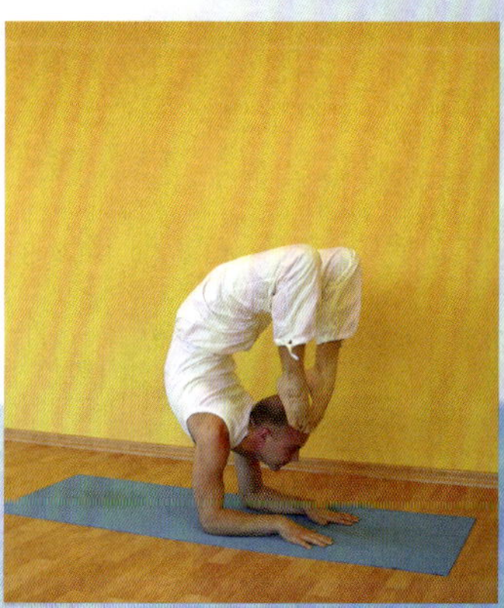

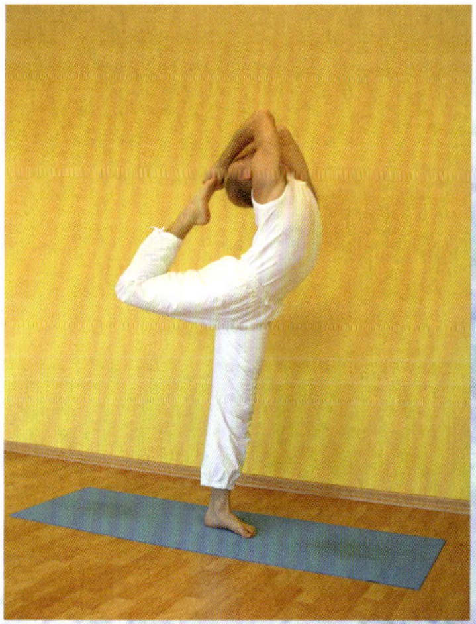

Die zu diesem Buch hergestellten Sprachaufnahmen (Dowload unter: www.sampoornayoga.de/produkte) bieten eine Besonderheit für das Üben zu Hause: Die Kombination von Brahmadev Marcel Anders-Hoepgens ruhiger, melodiöser Stimme und Yogi Haris verzaubernder Musik schafft eine unbeschreibliche Atmosphäre, wodurch die Yogapraxis eine ungeahnte Tiefe erreicht. Mit diesen Aufnahmen werden Sie auf wundervolle Art durch die Yogaübungen geführt, die in diesem Buch beschrieben sind.

www.sampoornayoga.de